供护理、助产及其他医学相关专业使用

# 健康评估理实一体教程

张存丽 编著

中国健康传媒集团
中国医药科技出版社

## 内 容 提 要

本书围绕高等卫生职业教育护理专业培养目标，坚持以服务为宗旨，以岗位需求为导向，以培养技术技能型人才为根本，紧贴护士执业考试大纲，编写了18个操作项目。内容编排重视培养护士的观察能力、操作能力，注重护理工作的连续性、整体性以及护理工作的程序性。本书具有实训项目齐全、实训内容详实以及操作流程简明，有较强的可操作性等特点。可供高职高专院校护理、助产及其他医学相关专业使用，也可作为各级各类医院护士临床操作指导用书及广大护理工作者自学用书。

**图书在版编目（CIP）数据**

健康评估理实一体教程 / 张存丽编著 .—北京：中国医药科技出版社，2017.9
ISBN 978-7-5067-9587-6

Ⅰ.①健… Ⅱ.①张… Ⅲ.①健康—评估—高等职业—教育—教材 Ⅳ.① R471

中国版本图书馆 CIP 数据核字 (2017) 第 222861 号

| | | |
|---|---|---|
| 美术编辑 | 陈君杞 | |
| 版式设计 | 南博文化 | |

| | | |
|---|---|---|
| 出　　版 | 中国健康传媒集团 \| 中国医药科技出版社 | |
| 地　　址 | 北京市海淀区文慧园北路甲 22 号 | |
| 邮　　编 | 100082 | |
| 电　　话 | 发行：010-62227427 邮购：010-62236938 | |
| 网　　址 | www.cmstp.com | |
| 规　　格 | 787×1092mm $\frac{1}{16}$ | |
| 印　　张 | 10 $\frac{1}{2}$ | |
| 字　　数 | 184 千字 | |
| 版　　次 | 2017 年 9 月第 1 版 | |
| 印　　次 | 2021 年 8 月第 2 次印刷 | |
| 印　　刷 | 三河市万龙印装有限公司 | |
| 经　　销 | 全国各地新华书店 | |
| 书　　号 | ISBN 978-7-5067-9587-6 | |
| 定　　价 | 25.00 元 | |

获取新书信息、投稿、为图书纠错，请扫码联系我们。

# 前　言

　　随着人们对健康需求的不断增加，社会对护理人才的要求也越来越高。为了更好地培养高素质护理人才，我们紧紧围绕高等卫生职业教育护理专业培养目标，坚持以服务为宗旨，以岗位需求为导向，以培养技术技能型人才为根本，紧贴护士执业考试大纲，满足岗位需要、教学需要和社会需要编写了《健康评估理实一体教程》。

　　本教材主要做为赫光中、李晓莉教授主编的《健康评估》教材的实训配套教材。本教材按照"精、新、实"的原则，以较齐全的实训项目、详实的实训内容以及简明的操作流程为特色，力争做到语言精练、重点突出、学生容易掌握及有较强的可操作性。全书共包含 18 个操作项目，内容编排重视培养护士的观察能力、操作能力，注重护理工作的连续性、整体性以及护理工作的程序性。每一项操作都包括了目的、评估、计划、实施及在操作中的注意事项等，使护士操作做到规范、标准、贴近临床，确保护理质量及患者安全。同时针对每一项操作都编写了考核标准，使学生在操作时，严格掌握标准，即使没有老师指导，也能在教材的指导下基本掌握正确的操作方法，并能对自己的操作过程进行自我评价，促进学生自觉学习的积极性。

　　本教材编著者积多年的健康评估课程教学经验和实训指导经验，经反复凝练，悉心编写了本教材。赫光中教授亲自对本教材进行了审定，从而保证了本教材的科学性、先进性和实用性。

　　本教材可供高职高专院校护理、助产及其他医学相关专业实训教学使用，也可作为各级各类医院护士临床操作指导用书及广大护理工作者自学用书。

　　由于编写时间仓促，难免有不足及不妥之处，敬请各位同仁、学者斧正，不胜感激。

张存丽

2017 年 6 月

# 目 录

## 实训一 健康史采集

## 【目的】

1.熟练运用采集资料的方法和沟通技巧获取完整的健康史资料，使所收集的资料内容系统、完整、逻辑性强。

2.为身体评估、确立护理诊断提供线索。

3.通过会谈与患者建立良好的护患关系。

4.能写出一份完整的"健康评估单"。

## 【评估】

1.患者的病情、意识状态、合作程度、语言沟通能力等基本情况评估。

2.环境评估。

3.健康史采集时间的选择。

## 【计划】

1.**环境准备**　患者入院安排好后，选择安静舒适的环境。

2.**护士准备**　衣着整洁、举止端庄、态度和蔼，能尊重患者、理解同情有疾苦的评估对象。熟悉健康资料采集方法、内容及注意事项。

3.**用物准备**　备纸、笔，必要时备"健康评估单"。

4.**患者准备**　舒适体位。

## 【实施】

| 健康史的采集流程 |
| --- |

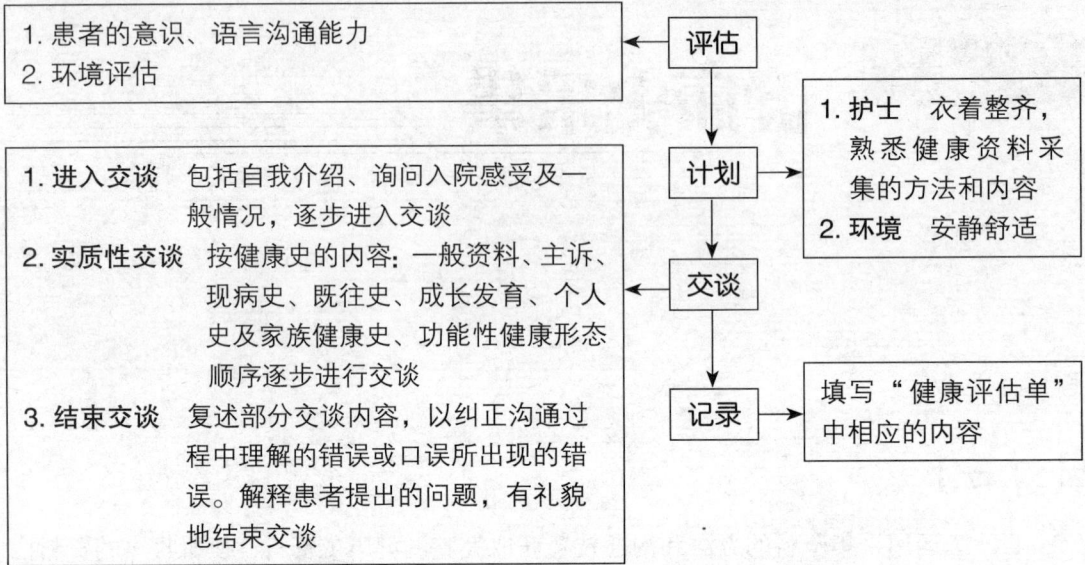

1. 患者的意识、语言沟通能力
2. 环境评估

**评估**

1. 护士　衣着整齐，熟悉健康资料采集的方法和内容
2. 环境　安静舒适

**计划**

1. **进入交谈**　包括自我介绍、询问入院感受及一般情况，逐步进入交谈
2. **实质性交谈**　按健康史的内容：一般资料、主诉、现病史、既往史、成长发育、个人史及家族健康史、功能性健康形态顺序逐步进行交谈
3. **结束交谈**　复述部分交谈内容，以纠正沟通过程中理解的错误或口误所出现的错误。解释患者提出的问题，有礼貌地结束交谈

**交谈**

**记录**

填写"健康评估单"中相应的内容

### 一、一般资料

姓名、性别、年龄、婚姻、籍贯、职业、民族、住址、入院日期、病历记录日期、病史来源及可靠性。

### 二、主诉

病人就诊的最主要症状或体征(非病名)及持续时间。

### 三、现病史

是病史的主要部分，包括以下内容。

1. **起病情况**　起病日期、起病缓急、可能原因及诱因。

2. **主要症状的特点**　部位、性质、持续时间、程度、缓解方式等。

3. **伴随症状**　与主要症状同时或随后出现的其他症状。

4. **病情的发展及演变**　起病后病情呈持续性或间歇性发作，进行性加剧或逐渐好转等。

5. **诊疗经过**　病人发病后接受评估与治疗的经过，包括评估时间、方法、结果及治疗时间、药名、剂量、疗程、治疗效果，应详加询问(病名及药名记录时应加引号)。

6. **一般状况**　包括病后的精神状态、饮食、大小便、睡眠、体重及劳动力改变情况等。

## 四、既往史

既往一般健康状况，包括系统回顾。

**1.传染病史及接触史** 麻疹、水痘、百日咳、猩红热、白喉、伤寒、脑膜炎、痢疾、疟疾、肺结核等。按发病年月及当时诊断顺序描述各种疾病症状、治疗经过、时间、有无后遗症等。

**2.局部病灶史** 龋齿、扁桃腺炎、鼻窦炎、中耳炎、喉痛史等。

**3.外伤手术史** 受伤部位或手术性质和日期。

**4.预防接种史** 接种时间和类型。

**5.过敏史** 如对药物或食物过敏史等。

**6.冶游及性病史** 在必要时才询问（如女性病人宜问及其爱人是否曾有冶游及性病史）。

**7.系统回顾**

（1）呼吸系统 有无咳嗽（发作时间、性质及与气候的关系）、咳痰（色、量、性状、气味）、咯血（色、量）、胸痛（时间、部位、性质、程度、与呼吸及咳嗽的关系）、喉痛、盗汗、呼吸困难（时间、性质、程度）、食欲不振、体重减轻等。

（2）循环系统 有无心悸、心前区疼痛（部位、性质、时限、有无放射、频率、诱因、缓解方法）、气促、咳嗽、咳痰、咯血、水肿、头昏、头痛、晕厥、少尿、肝区疼痛、腹胀等。

（3）消化系统 饮食习惯、有无食欲改变、嗳气、返酸、腹痛（部位、性质、程度、时间、放射、缓解方法、诱因）、腹泻（次数、大便性状、气味）、恶心、呕吐（频率、时间、量、性质及与饮食的关系）、腹胀、吞咽困难、呕血、便血（色、量）、黄疸、体重下降、食物或药物中毒史、腹内肿块史等。

（4）造血系统 有无疲乏无力、头晕、眼花、耳鸣、面色苍白、心悸、气促、皮肤黏膜出血、鼻衄、咯血、便血、黄疸、淋巴结及肝脾肿大、发热、骨骼疼痛史等。

（5）泌尿生殖系统 有无苍白、浮肿、食欲减退、头痛、眩晕、视力障碍、腰痛及腹痛、排尿困难、尿频、尿急、尿痛、尿量及尿色改变（血尿、混浊尿）、夜尿、性机能紊乱、计划生育情况等病史。

（6）内分泌系统 有无畏寒、怕热、多汗、头痛、乏力、视力障碍、心悸、食欲异常、烦渴、多尿、水肿、肌肉震颤及痉挛、性格、智力、发育、体重、皮肤、毛发、性欲改变及骨骼等方面改变。

（7）神经系统 有无头痛（部位、性质、时间、程度）、失眠、嗜睡、意识障碍、昏厥、视力障碍、感觉失常、神经痛、麻痹、瘫痪、抽搐及其他精神异常等现象。

（8）关节及运动系统 有无关节疼痛、红肿、畸形、局部肌肉萎缩、活动受限、外伤骨折、脱臼、肌肉疼痛等。

## 五、个人史

出生地、所到地方及居留时间、生活习惯、嗜好、经济情况、文化水平、职业(工作性质、环境、时间、接触原料、对工作职业的态度)，应特别注意询问有无毒物或疫水、传染病接触史。

## 六、婚姻及月经生育史

月经初潮年龄、周期、行经期、末次月经日期、经量及颜色、有无血块、痛经、白带(量、气味、性状)、停经日期、结婚年龄、爱人健康情况(若死亡，应询问死因及日期)、性生活情况(必要时询问)。妊娠次数及产次、生产情况(平产、难产或手术产、流产、早产或死胎)、产后情况(大出血、产褥热)等。

## 七、家族史家中成员健康情况

有无传染病(结核、梅毒)及与遗传有关的疾病(如血友病、糖尿病、高血压、精神病)或与患者有类似疾病之病史，如已死亡，则应问明死因及年龄，必要时追问其祖父母及外祖父母、舅父、表兄弟等情况。

## 【注意事项】

1.会谈环境须安静、舒适、有私密性。

2.从礼节性的交谈开始。

3.会谈一般从主诉开始，逐步深入进行有目的、有层次、有顺序的询问。

4.注意时间顺序。追溯首发症状开始的确切时间，直至目前的演变过程。如有几个症状同时出现，必须确定其先后顺序。

5.根据具体情况采用不同类型的提问，避免不正确的提问。避免诱导性提问或暗示性提问，避免使用医学术语。

6.注意及时核实患者陈述中有疑问的内容。

7.注意问诊中的仪表、礼节和友善的举止，灵活运用肢体语言，有助于发展与患者的和谐关系，获得患者的信任，甚至使患者讲出原想隐瞒的敏感事情。

8.外院资料一般作为参考依据。

9.问诊时最好让患者自己叙述，小儿或病重，意识不清时，由了解患者病情的人叙述。对病情危重者，在简单扼要地询问病史和重点评估后，要立即进行抢救，待病情好转后再做全面问诊。

# 【考核标准】

健康史采集考核标准

| 项目 | 总分 | 具体要求 | 评分标准 | | | |
|---|---|---|---|---|---|---|
| 评估 | 12 | 1. 患者的病情、意识状态、合作程度、语言沟通能力等基本情况评估 | 4 | 3 | 2 | 1 |
| | | 2. 环境评估 | 4 | 3 | 2 | 1 |
| | | 3. 健康史采集时间的选择 | 4 | 3 | 2 | 1 |
| 操作前准备 | 28 | 用物准备：齐全 | 4 | 3 | 2 | 1 |
| | | 护士准备： | | | | |
| | | 1. 健康史采集内容及采集时注意事项（提问）参阅患者相关的资料及对患者所患疾病有无了解（提问） | 4 | 3 | 2 | 1 |
| | | 2. 衣着整洁、举止端庄、态度和蔼、尊重理解同情患者及家属 | 4 | 3 | 2 | 1 |
| | | 交谈时间：在患者一切入院事项均安排妥当，且患者比较方便时 | 4 | 3 | 2 | 1 |
| | | 环境安排：环境安静、适合患者病情需要，交谈不受干扰、利于保护患者隐私 | 4 | 3 | 2 | 1 |
| | | 交谈对象：适合要求，患者本人或家属或知情者 | 4 | 3 | 2 | 1 |
| | | 交谈方法：选择正式交谈（有目的和计划） | 4 | 3 | 2 | 1 |
| 病史的采集 | 55 | 起始或进入 | | | | |
| | | 1. 自我介绍 | 2 | 1 | 0 | 0 |
| | | 2. 科室和病房介绍（科室人员及环境，病房规章制度等） | 2 | 1 | 0 | 0 |
| | | 实质性交谈 | | | | |
| | | 1. 询问目的明确 | 3 | 2 | 1 | 0 |
| | | 2. 耐心倾听患者的叙述、不轻易打断患者 | 3 | 2 | 1 | 0 |
| | | 3. 注意启发患者，不套问不诱导 | 3 | 2 | 1 | 0 |
| | | 4. 提问中不使用医学术语 | 3 | 2 | 1 | 0 |
| | | 5. 人际沟通技巧使用灵活，问话语言通俗易懂 | 3 | 2 | 1 | 0 |
| | | 6. 对患者的心理、社会资料无偏见、坦承接受 | 3 | 2 | 1 | 0 |
| | | 7. 对外观异常患者不惊讶，对难相处患者不厌恶 | 3 | 2 | 1 | 0 |
| | | 8. 对患者的错误观点不直接批评，尊重患者隐私，对患者不愿谈及的问题不追问 | 3 | 2 | 1 | 0 |
| | | 结束交谈 | | | | |
| | | 1. 向患者复述谈话的重点内容 | 3 | 2 | 1 | 0 |
| | | 2. 及时纠正错误 | 3 | 2 | 1 | 0 |
| | | 3. 正确解答患者及家属提出的疑问 | 3 | 2 | 1 | 0 |
| | | 4. 明确表示谈话结束或预约下次时间，对患者表示谢意 | 3 | 2 | 1 | 0 |
| | | 病史采集内容 | | | | |
| | | 1. 内容完整 | 3 | 2 | 1 | 0 |
| | | 2. 记录结构系统 | 3 | 2 | 1 | 0 |
| | | 3. 现病史详细，适合患者实际 | 3 | 2 | 1 | 0 |
| | | 4. 主诉归纳适合要求 | 3 | 2 | 1 | 0 |
| | | 5. 病史采集按时完成（接触患者1小时采集完，24小时内整理记录完） | 3 | 2 | 1 | 0 |
| 操作后 | 3 | 清理用物，安置患者舒适体位 | 3 | 2 | 1 | 0 |
| 评价 | 2 | 进入角色，态度和蔼，仪表端庄、服饰整洁干净 | 2 | 1 | 0 | 0 |

## 【作业】

1.按健康评估单的格式及内容，将评估的内容和结果如实记录在实训报告上。

2.护理评估会谈的主要内容有哪些？

**附**

# 健康评估单

## 一、一般资料

姓名：_____  性别：_____  年龄：_____  职业：_____

民族：_____  籍贯：_____  婚姻：_____  文化程度：_____

联系地址：_____  电话：_____

主管医师：_____  责任护士：_____  收集资料时间：_____

主要健康需求（主诉＋简要病史）：_____

既往疾病史（医疗诊断＋时间＋是否痊愈）：_____

_____

目前用药情况：无_____  有_____

过敏史：无_____  有_____（过敏物名称_____）

药物：_____

食物：_____

其他：_____

家族史：高血压病、冠心病、脑卒中、糖尿病、肿瘤（癌）、癫痫、精神病、传染病

_____

遗传病：_____  其他：_____

备注：_____

## 二、生活状况及自理程度

### 1. 饮食型态

基本膳食：普食、软饭、半流食_____天，流食_____天，禁食____天，_____餐/日

膳食搭配：平衡膳食、高蛋白、高碳水化合物、高脂肪、素食

治疗饮食_____  忌食_____  其他_____

食欲：正常、增加、亢进_____天/周/月，下降/厌食_____天/周/月

近期体重变化：无、增加/下降_____公斤_____月

咀嚼困难：无、有（原因，持续时间性）

吞咽困难：无、固体、液体（原因_____，持续时间性_____）

### 2. 睡眠

休息后体力是否容易恢复：是  否（原因_____）

睡眠：正常、入睡困难、易醒、多梦、恶梦、失眠

辅助睡眠：无、药物、催眠术、准备睡眠环境

其他：_____

### 3. 排泄型态

排便次数_____次／天　颜色_____　性状_____　量_____毫升／日

尿失禁、尿潴留、夜尿症 (_____次／夜　_____毫升／夜)

排尿时间延长、尿路中断、尿路感染、尿频、尿急、尿痛、留置尿管、膀胱造瘘

其他：_____

### 4. 健康感知／健康管理型态

吸烟：无、偶尔吸烟、经常吸烟 (_____年 _____支／日, 已戒_____年)

饮酒／酗酒：无、偶尔饮酒、经常饮酒 (_____年 _____两 (毫升)／日, 已戒_____年)

药物依赖／药瘾／吸毒：无、有 (名称_____ _____年 _____剂量／日)

参与危险的活动项目：无、有 (项目_____)

遵循医嘱／健康指导：是、否 (原因_____)

寻求促进健康的信息：无、有 (阅读、书籍、报刊、电视)

### 5. 活动／运动型态

自理：全部、障碍 (进食、沐浴／卫生、穿着／修饰、如厕)

活动能力：下床活动、坐椅子、卧床 (自行翻身／协助翻身)

活动耐力：正常、容易疲劳 (描述_____)

步态：稳、不稳 (原因_____)

医疗／疾病限制：医嘱卧床、持续静点、石膏、牵引、瘫痪 (偏／单／截／交叉瘫)

辅助工具：无、轮椅、拐杖、手杖、助行器、假肢、其他_____

_____

### 6. 其他_____

## 三、体格评估

### 1. 生命体征

T____℃ P____次／分 R____次／分 BP____mmHg 身高____cm 体重____kg

意识状态：清醒、意识模糊、嗜睡、谵妄、昏迷

语言表达：清楚、含糊、语言障碍、失语／聋哑

定向能力：准确、障碍 (自我、时间、地点、人物)

### 2. 皮肤黏膜

皮肤颜色：正常、潮红、苍白、发绀、黄染

皮肤温度：温、凉、热

皮肤湿度：正常、干燥、潮湿、多汗

完整性：完整、皮疹、出血点、其他_____

压疮：部位_____　　面积_____　　分度：Ⅰ Ⅱ Ⅲ Ⅳ

口腔黏膜：正常、充血、出血点、糜烂溃疡、疱疹、白斑

### 3. 呼吸系统

呼吸方式：自主呼吸、机械呼吸

节律：规则、异常，　　频率：_____次／分，　　深浅度：正常、深、浅

呼吸困难：无、轻度、中度、重度

咳嗽：无、有

咳痰：无、容易咳出、不易咳出、痰（色_____，量_____ml/d，

黏稠度_____）

其他_____

### 4. 循环系统

心律：规则、心律不齐，　　心率：_____次／分

水肿：无、有（部位／程度_____）

其他：_____

### 5. 消化系统

胃肠道症状：恶心、呕吐（颜色_____性质_____次数_____

总量_____）

嗳气反酸、烧灼感、腹胀、腹痛（部位／性质_____）

腹部：腹肌紧张、压痛／反跳痛、可触及包块（部位／性质_____）

腹水（腹围_____cm）

### 6. 生殖系统

月经：正常、周期_____天　周期紊乱、痛经、月经量过多、绝经

其他_____

### 7. 认知／感受

疼痛：无、有、部位／性质_____

视力：正常、远／近视、失明（左／右／双侧）

听力：正常、耳鸣、重听、耳聋（左／右／双侧）

触觉：正常、障碍（部位_____）

嗅觉：正常、减弱、缺失

思维过程：正常、注意力分散、远／近期记忆力下降、思维混乱

**8. 其他**_____

# 四、心理、社会状况

## 1. 自我感知／自我概念型态

对自我（形象、角色、能力等）的看法：积极、否定、紊乱

描述：_____

对目前健康的认识：焦虑、恐惧、被动、绝望、乐观、镇静

描述：_____

## 2. 角色／关系型态

就业状态：_____ 工作性质_____ 紧张程度_____

家庭情况：成员_____

互相关系：和谐、紧张、紊乱

经济状况：_____ 居住条件：_____

与他人的交往：正常、较少、回避

## 3. 应对／应激耐受型态

对疾病和住院的反应：否认、适应、依赖

近期重要生活事件_____

适应能力：能独立解决问题、需寻求帮助、依赖别人解决问题

描述：_____

支持系统：照顾者、胜任、勉强、困难

家庭的应对：忽略、能满足、过于关心

描述：_____

## 4. 价值／信念型态

什么对你最重要？

生存的意义是什么？

宗教信仰：_____

## 5. 其他：_____

# 实训二 心理、社会、家庭评估

## 【目的】

1.掌握心理、社会、家庭评估的内容及方法。

2.掌握心理评估的各种量表的使用。

3.学会评估护理对象的心理活动，特别是疾病发展过程中的心理活动，以了解评估对象在自我概念、认知、情绪情感等方面现存的或潜在的健康问题。

4.了解评估护理对象的个性心理特征，作为心理护理和选择护患沟通方式的依据。

5.学会评估护理对象的压力源、压力反应及其应对方式，指导护理干预计划的制定。

## 【评估】

1.患者的病情、意识状态、语言沟通能力等基本情况评估。

2.环境评估。

3.心理、社会、家庭评估时间的选择。

## 【计划】

1.**环境准备** 患者入院安排好后，选择安静舒适的环境。

2.**护士准备** 衣着整洁、举止端庄、态度和蔼，能尊重患者、理解同情有疾苦的评估对象。熟悉心理、社会、家庭评估的方法、内容及注意事项。

3.**用物准备** 备纸、笔、各种评估表。

4.**患者准备** 舒适体位。

# 【实施】

**心理、社会、家庭评估流程**

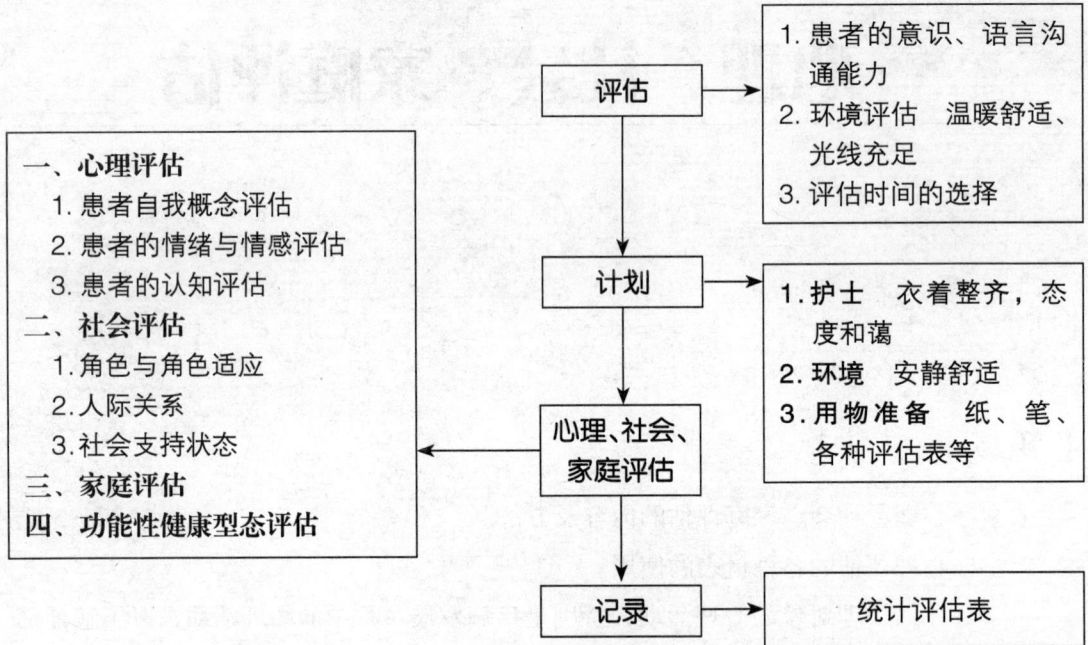

```
                         ┌──────────────────┐
        ┌────────┐       │ 1. 患者的意识、语言沟 │
        │  评估   │ ────▶ │    通能力          │
        └────────┘       │ 2. 环境评估  温暖舒适、│
            │            │    光线充足        │
            │            │ 3. 评估时间的选择    │
            ▼            └──────────────────┘
        ┌────────┐       ┌──────────────────┐
┌──────────┐     │  计划   │ ────▶ │ 1. 护士  衣着整齐，态 │
│ 一、心理评估 │◀─   └────────┘       │    度和蔼          │
│ 1.患者自我概念评估│        │            │ 2. 环境  安静舒适    │
│ 2.患者的情绪与情感评估│     │            │ 3. 用物准备  纸、笔、  │
│ 3.患者的认知评估│         ▼            │    各种评估表等      │
│ 二、社会评估 │      ┌────────┐       └──────────────────┘
│ 1.角色与角色适应│    │ 心理、社会、│
│ 2.人际关系  │ ◀─── │ 家庭评估  │
│ 3.社会支持状态│      └────────┘
│ 三、家庭评估 │          │
│ 四、功能性健康型态评估│    ▼
└──────────┘       ┌────────┐       ┌──────────────────┐
                   │  记录   │ ────▶ │    统计评估表       │
                   └────────┘       └──────────────────┘
```

## 一、心理评估

### 1.常用方法

（1）会谈法。

（2）观察法。

（3）心理学测量方法。

（4）医学检测法。

### 2.注意事项

（1）心理、社会评估与身体评估同样重要，不可偏颇。

（2）评估过程中应着重病人目前的心理社会状况，应与身体评估紧密结合。

（3）评估者应尽可能理解并准确评估个体的行为，不可将自己的态度、偏见、观念带到评估中去而影响评估结果。

### 3.患者基本资料评估表

患者的基本资料评估内容见表2-1。

**表 2-1　基本情况评估表**

| 年龄　　　　岁 |
| --- |
| 性别　□男　□女 |
| 婚姻状况　□已婚　□未婚　□离婚　□分居　□丧偶　□再婚　□其他 |
| 教育程度　□小学　□初中　□高中/中专　□大专　□本科　□硕士　□博士　□文盲 |
| 职业　□教育　□公务员　□工人　□家务　□商人　□医务人员　□其他（请注明） |
| 收入　　元/月 |
| 付医疗费方式　□公费　　□部分公费　　□自费　　□其他 |
| 近两年所花费医疗费用　　　元/年 |
| 您家里有多少家庭成员？请写出您的家庭成员。 |
| 如果您遇到问题，在家里谁对您的帮助最大？（在认定的角色前打"√"）<br>□祖父母　□祖父　□祖母　□父母　□父亲　□母亲　□配偶　□子女　□兄弟姐妹　□亲戚　□其他<br>（请具体列出） |
| 如果您遇到问题，您的单位或朋友能给您帮助吗？<br>□单位能　□朋友能　□单位不能　□朋友不能 |

**4.自我概念评估**

（1）简要问诊。

请描述一下你自己，你最喜欢自己的什么部位？你希望自己在哪些地方有所改变？别人最希望你哪些地方有所改变？

你生活中最重要的人有哪些？你可以和谁交流感情、希望和失望？他们随时可以跟你进行交流吗？

哪些个人成就最让你满意？你对未来有哪些计划和打算？

哪些情况令你感到平静和安全？哪些情况令你感到不适和焦虑？

针对健康状况和生活方式已有改变的个体，这些改变对你的影响有哪些？你认为这些改变会使别人对你的看法有改变吗？是什么？

针对儿童家长，你如何描述你的孩子？你最喜欢你孩子的哪些方面？你希望你的孩子在什么方面与众不同？你的孩子如何与其他孩子相处？他与成人是如何相处的？

（2）简要评估。

被评估者外表是否整洁，打扮是否得体？身体哪些部位有改变？

交谈时，被评估者是否与评估者有目光交流？面部表情是否与主诉一致？是否有"我真没用"等语言的流露？

被评估者是否主动寻求与他人交往，还是尽量避免社会交往？

如果被评估者是儿童，他是否对有关自己的活动或话题表现出急切想参与？他是活泼的，还是畏缩的？

**5.认知评估**

（1）瞬时记忆、短时记忆和长时记忆评估（表2-2）。

表2-2　瞬时记忆、短时记忆和长时记忆的评估表

| 评估项目 | 评估方法 | 评估内容 |
|---|---|---|
| 瞬时记忆 | 以复诵的方式评估瞬时记忆能力 | 向被评估者朗诵一串数字，并请其立即复述一次 |
| 短时记忆 | 以刚刚经历过的事情评估短时记忆能力 | 刚才您做什么了？您来这里的目的是什么？您早餐（或午餐）吃了些什么？ |
| 长时记忆 | 以年月久远的事件评估长时记忆能力 | 您在哪里出生？我国上一任总理是谁？或让其叙述其孩童时代的事件等。 |

（2）定向力评估（表2-3）。

表2-3　定向力评估表

| 评估项目 | 评估方法 | 评估内容 |
|---|---|---|
| 人物定向力 | 选择被评估者应该认识的人或其家属进行提问 | 您叫什么名字？这个人是谁？我是谁？ |
| 时间定向力 | 询问被评估者有关年、月、日、星期等问题 | 您知道今天的日期吗？现在是什么时间？今天星期几？ |
| 空间定向力 | 让被评估者根据某个参照物描述环境中一件物品的位置 | 您的床在房间的什么位置？您和这张桌子的位置关系如何？ |
| 地点定向力 | 选择被评估者应该知道的地方进行询问 | 您现在在哪里？这是什么地方？ |

## 6.情绪与情感评估

（1）Zung抑郁状态自评量表（SDS）　这是一个含有20个项目、分为4级评分的自评量表。其特点是使用简便，能相当直观地反映抑郁病人的主观感受。

项目和评分标准：SDS采用4级评分，主要评定症状出现的频度，该4级的记分标准为：没有或很少时间（1分）；小部分时间（2分）；相当多时间（3分）；绝大部分或全部时间（4分），见表2-4。

表2-4　Zung抑郁状态自评量表（SDS）

| | 没有或很少时间 | 小部分时间 | 相当多时间 | 绝大部分或全部时间 |
|---|---|---|---|---|
| A. 我觉得闷闷不乐，情绪低沉 | | | | |
| B. 我觉得一天之中早晨最好 | | | | |
| C. 我一阵阵哭出来或觉得想哭 | | | | |
| D. 我晚上睡眠不好 | | | | |
| E. 我吃得跟平常一样多 | | | | |
| F. 我与异性密切接触时和以往一样感到愉快 | | | | |
| G. 我发觉我的体重在下降 | | | | |
| H. 我有便秘的苦恼 | | | | |
| I. 我的心跳比平时快 | | | | |
| J. 我无缘无故地感到疲乏 | | | | |

续表

| | 没有或很少<br>时间 | 小部分<br>时间 | 相当多<br>时间 | 绝大部分或<br>全部时间 |
|---|---|---|---|---|
| K. 我的头脑跟平常一样清楚 | | | | |
| L. 我觉得经常做的事情并没有困难 | | | | |
| M. 我觉得不安而平静不下来 | | | | |
| N. 我对将来抱有希望 | | | | |
| O. 我比平常容易生气激动 | | | | |
| P. 我觉得做出决定是容易的 | | | | |
| Q. 我觉得自己是个有用的人，有人需要我 | | | | |
| R. 我的生活过得很有意思 | | | | |
| S. 我认为如果我死了别人会生活得好些 | | | | |
| T. 平常感兴趣的事我仍然照样感兴趣 | | | | |

评定方法及注意事项：在自评者评定之前，一定要让他把整个量表的填写方法及每条问题的含义都弄明白，然后做出独立的、不受任何人影响的自我评定。评定时须根据最近一星期的实际情况，在适当处划"√"。

结果分析：待自评结束后，把20个项目中的各项分数相加，即得到了粗分。用粗分乘以1.25后，取整数部分，就得到标准分。正常人总分值在50分以下；50~59分，轻度抑郁；60~69分，中度抑郁；70~79分，重度抑郁。分数越高，症状越严重。

（2）Zung焦虑状态自评量表（SAS）。

填表注意事项：表2-5有20条文字，请仔细阅读每一条，把意思弄明白。然后根据您最近一星期的实际情况在表右侧相对应的适当处划"√"。评分标准和结果分析同SDS。正常人总分值在50分以下。50~59分；轻度焦虑；60~69分，中度焦虑；70~79分，重度焦虑。

表2-5　Zung焦虑状态自评量表（SAS）

| | 没有或很少<br>时间 | 小部分<br>时间 | 相当多<br>时间 | 绝大部分或<br>全部时间 |
|---|---|---|---|---|
| A. 我感到比往常更加神经过敏和焦虑 | | | | |
| B. 我无缘无故感到担心 | | | | |
| C. 我容易心烦意乱或感到恐慌 | | | | |
| D. 我感到我的身体好像被分成几块，支离破碎 | | | | |
| E. 我感到事情都很顺利，不会有倒霉的事情发生 | | | | |
| F. 我的四肢抖动和震颤 | | | | |
| G. 我因头痛、颈痛和背痛而烦恼 | | | | |
| H. 我感到无力且容易疲劳 | | | | |
| I. 我感到很平静，能安静坐下来 | | | | |
| J. 我感觉到我的心跳较快 | | | | |

续表

| | 没有或很少<br>时间 | 小部分<br>时间 | 相当多<br>时间 | 绝大部分或<br>全部时间 |
|---|---|---|---|---|
| K. 我因阵阵的眩晕而不舒服 | | | | |
| L. 我有阵阵要昏倒的感觉 | | | | |
| M. 我呼吸时进气和出气都不费力 | | | | |
| N. 我的手指和脚趾感到麻木和刺痛 | | | | |
| O. 我因胃痛和消化不良而苦恼 | | | | |
| P. 我必须时常排尿 | | | | |
| Q. 我的手总是温暖而干燥 | | | | |
| R. 我觉得脸发烧发红 | | | | |
| S. 我容易入睡，晚上休息好 | | | | |
| T. 我做噩梦 | | | | |

### 7.压力与压力应对评估

（1）交谈法　通过会谈，问题引导，收集评估资料，判定压力源。如可问：现在让您感到有压力的事情有哪些？住院对您有多大压力？您目前生活有哪些改变？

（2）观察和测量　测量生理指标，呼吸频率，心率，血压，皮肤颜色和温度等。有无心率、呼吸加快等交感神经兴奋的表现。观察评估对象认知反应和情绪反应。

（3）评定量表测验法　常用Jalviee应对方式量表（表2-6）。使用时，请评估对象仔细阅读，选择其使用各种压力应对的频率。

表 2-6　Jalviee 应对方式量表

| 应对方法 | 从不 | 偶尔 | 有时 | 经常 | 总是 |
|---|---|---|---|---|---|
| 担心 | | | | | |
| 哭泣 | | | | | |
| 干体力活 | | | | | |
| 相信事情会变好 | | | | | |
| 一笑了之 | | | | | |
| 寻求其他解决问题的办法 | | | | | |
| 从事情中学会更多东西 | | | | | |
| 祈祷 | | | | | |
| 努力控制局面 | | | | | |
| 紧张，有些神经质 | | | | | |
| 客观、全面地看待问题 | | | | | |
| 寻找解决问题的最佳办法 | | | | | |
| 向家人、朋友寻求安慰或帮助 | | | | | |
| 独处 | | | | | |
| 回想以往解决问题的办法并分析是否仍有用 | | | | | |
| 吃食物，如瓜子、口香糖 | | | | | |

续表

| 应对方法 | 从不 | 偶尔 | 有时 | 经常 | 总是 |
|---|---|---|---|---|---|
| 努力从事情中发现新的含义 | | | | | |
| 将问题暂时放在一边 | | | | | |
| 将问题化解 | | | | | |
| 幻想 | | | | | |
| 设立解决问题的具体目标 | | | | | |
| 做最坏的打算 | | | | | |
| 接受事实 | | | | | |
| 疯狂、大喊大叫 | | | | | |
| 与相同处境的人商讨解决问题的办法 | | | | | |
| 睡一觉，相信第二天事情就会变好 | | | | | |
| 不担心，凡事终会有好结果 | | | | | |
| 主动寻求改变处境的方式 | | | | | |
| 回避 | | | | | |
| 能做什么就做什么，即使并无效果 | | | | | |
| 让其他人来处理这件事 | | | | | |
| 将注意力转移至他人或他处 | | | | | |
| 饮酒 | | | | | |
| 认为事情已经无望而听之任之 | | | | | |
| 认为自己命该如此而顺从 | | | | | |
| 埋怨他人使你陷入此困境 | | | | | |
| 静思 | | | | | |
| 服用药物 | | | | | |
| 绝望、放弃 | | | | | |
| 吸烟 | | | | | |

## 二、社会评估

### （一）角色与角色适应

**1.角色的分类**

**2.角色的形成**

**3.角色适应不良**　当个体的角色表现与角色期望不协调或无法达到角色期望的要求时，发生的身心行为反应。角色适应不良常见的类型见表2-7。

**表2-7　角色适应不良常见类型**

| 类　型 | 评　价 |
|---|---|
| 角色冲突 | 为角色期望与角色表现间差距太大，或突然离开所熟悉的角色到一个要求不同的新环境，使个体难以适应而发生的心理冲突与行为矛盾。引起角色冲突的原因有两种，一是个体需要同时承担2个或2个以上在时间或精力上相互冲突的角色，二是为对同一角色期望标准不一致 |

| 类 型 | 评 价 |
| --- | --- |
| 角色模糊 | 指个体对角色期望不明确，不知道承担这个角色应该如何行动而造成的不适应反应。导致角色模糊的原因包括角色期望太复杂、角色改变的速度太快、主角色与互补角色间沟通不良等 |
| 角色匹配不当 | 指个体的自我概念、自我价值观或自我能力与其角色期望不匹配；如让一名护士当推销员就会产生角色匹配不当 |
| 角色负荷过重或不足 | 角色负荷过重指对个体的角色期望过高，个体角色行为难以达到；角色负荷不足指对个体的角色期望过低而使其能力不能完全发挥。角色负荷过重或不足是相对的，与个体的知识、技能、经历、观念以及动机是否与角色需求吻合有关 |

**4.患者角色** 当个体患病时，不管是否得到医生证实，均无可选择地进入患者角色，原有的社会角色部分或全部被替代，以患者的行为要求来约束自己。

（1）患者角色的特点 ①脱离或部分脱离日常生活中的其他角色，免除平日所承担的社会责任与义务。脱离的程度取决于病情、患者的责任心及其支持系统所给予的帮助。②患者对自己的病情没有直接责任，因此处于一种需要照顾的状态。③患者有积极配合医疗护理、恢复自身健康的义务。这一义务在防止某些人为获得某种患病特权，如休假、生活受照顾而甘于患者角色有积极意义。④患者有享受治疗护理、知情同意、寻求健康保健信息、要求保密的权利。

（2）患者角色适应不良的类型 患者角色的合理承担对恢复健康有积极意义。然而由于患者角色是不可选择的，所以当人们从其他角色过渡到患者角色时，常会发生角色适应不良。常见患者角色适应不良类型（表2-8）。

表2-8 常见患者角色适应不良类型

| 类 型 | 评 价 |
| --- | --- |
| 患者角色冲突 | 指个体在适应患者角色过程中与其常态下的各种角色发生心理冲突和行为矛盾 |
| 患者角色缺如 | 即没有进入患者角色，不承认自己有病或对患者角色感到厌倦，也就是对患者角色的不接纳和否认。多见于初次生病、初次住院，尤其是初诊为癌症的患者 |
| 患者角色强化 | 当个体已恢复健康，需要从患者角色向常态角色转化时，仍然沉溺于患者角色，对自我能力怀疑、失望，对原承担的角色恐惧。表现为多疑、依赖、退缩，对恢复正常生活没有信心等 |
| 患者角色消退 | 某些原因使一个已适应了患者角色的人必须立即转入常态角色，在承担相应的义务与责任时使已具有的患者角色行为退化、甚至消失 |

（3）患者角色适应的影响因素 不同的人对患者角色的适应程度和适应反应不同。适应与否与下列因素有关。①年龄：年龄是影响角色适应的重要因素。年轻人对患者角色相对淡漠，而老年人由于体力衰退容易发生角色强化。②性别：相对于男性患者，女性患者容易发生角色强化、角色消退、角色冲突等角色适应不良反应。③家庭背景：家

庭支持系统强的患者多能较快适应患者角色。④经济状况：经济状况差的患者容易产生患者角色消退或缺如。⑤其他：患者角色适应还与环境、人际关系、病室气氛等有关。融洽的护患关系、优美的病室环境、愉悦的病室气氛是患者角色适应的有利因素。

**5.评估方法与内容**　主要可通过会谈、观察两种方法收集资料。

（1）会谈　着重了解患者所承担的角色数量，对所承担角色的感知和满意度，以及是否存在角色紧张。交谈的内容见表2-9。

表2-9　评估角色与角色适应不良的交谈内容

| 项　目 | 内　容 |
|---|---|
| 角色数量 | 你从事何种职业？担任何种职位？目前在家庭、单位或社会所承担的角色与任务有哪些 |
| 角色感知 | 你是否清楚所承担角色的权利与义务？觉得自己所承担的角色数量与责任是否合适 |
| 角色满意度 | 询问患者对自己的角色行为是否满意，与自己的角色期望是否相符 |
| 角色紧张 | 询问患者有无角色紧张的生理和心理表现，如头痛、头晕、睡眠障碍、紧张、易激惹、抑郁等 |

（2）观察　主要观察有无角色适应不良的身心行为反应，如疲乏、经常头痛、心悸、焦虑、抑郁、忽略自己的疾病、缺乏对治疗护理的依从性等。通过以上评估，可明确被评估者对角色的感知、对承担的角色是否满意、有无角色适应不良，尤其患者角色适应不良。

（二）人际关系

**1.人际关系的定义**　人际关系是指个体与个体之间心理倾向上的关系和心理上的亲疏远近距离，即彼此双方心理上的接纳程度，它反映了个体间关系的性质和强弱。人际关系的好坏，反映了个体与个体之间在相互交往的过程中物质需要和精神需要能否得到满足。在社会生活中，良好的人际关系可以消除孤独感，获得安全感，增强自信和自尊。人际关系具有社会性、复杂性、多重性、多变性和目的性，同时也具有一定的稳定性。

**2.人际关系的类型**　社会心理学家认为，每一个个体都有人际关系的需求，在社会交往中，每个人对他人的需求内容和方式各不相同。一般将人际关系分为3类，即宽容的需求、控制的需求和情感的需求。

（1）宽容的需求　指个体想要与人接触、交往，隶属于某个群体，与他人建立并维持一种满意的相互关系的需要。具有宽容的需求的人，希望和他人交往时建立和维持比较和谐的人际关系。其反应特点为随和、参与和出席，其相反的特点为排斥、对立和孤立。

（2）控制的需求　指个体控制别人或被别人控制的需要，是个体在权力关系上与他人建立或维持满意人际关系的需要。具有控制的需求的人，希望通过一定的权力或权威来建立和他人的关系。其反应特点为使用权力、权威来影响和支配、控制他人，其相反的特点为反抗权威或追随他人。

（3）情感的需求 指个体爱别人或被别人爱的需要，是个体在人际交往中建立并维持与他人亲密的情感联系的需要。具有这种需求的人，希望在情感方面与他人建立并维持较好的人际关系。其反应特点为同情、热爱和亲密，其相反的特点为疏远、冷漠和厌恶。

**3.评估方法与内容**

（1）会谈 通过会谈了解护理对象在家庭、工作和社会生活中人际关系的状况和满意情况，以及有无人际关系不良。可询问护理对象："在与他人相互交往过程中其物质需要和精神需要是否得到满足？有无孤独感和安全感？人际关系是否稳定？自尊心和自信心有无变化？"等，由此判断护理对象的人际关系类型。

（2）观察 主要观察内容为护理对象有无人际关系不良的心理、生理反应。如是否感到疲乏、头痛和失眠，或出现焦虑、紧张、愤怒、沮丧失望等表情。同时也可以观察护理对象的人际关系数量、亲密程度及其人际关系类型等。

（3）其他 包括调查法、社交测量法等。常用的社交测量法为莫里诺（J.L.Moreno，1934）提出的"社交测量法"。

**（三）社会支持状态**

**1.社会支持状态的定义** 人们为满足交流思想、表达情感的需求，以及获取他人支持的需要而进行的人与人之间的沟通，称为社会交往。社会交往过程中建立的关系称为社会关系，来自社会关系的支持统称为社会支持。社会支持是以被支持者为中心，与其周围的个人和组织交往所构成的发散性联系，包括施者与受者两个有意识的个体之间的资源交换。

社会支持概念必须包含3个方面，①支持源：向被支持者提供支持者的社会支持成员；②支持活动或行为：社会支持成员向被支持者提供的能满足个体物质或精神需要的行为；③对支持的主观评价：被支持者对所获得的支持的主观感受和评价。

**2.社会支持的作用** 社会支持是个体从其所拥有的社会关系中所获得的精神上和物质上的支持，是人与人之间的帮助、关心和肯定。在个体面临困难或威胁时，社会支持可以为其提供精神上或物质上的帮助，是个体处理紧张事件的一种潜在资源。拥有较少社会支持资源者遇到压力时，易发生适应不良。

**3.社会支持的组成** 社会支持包括个体从其所拥有的社会关系网中所获得的精神上和物质上的支持两方面。个体的社会支持网包括家庭、邻里、学校、工作场所，以及局部的、分散的、正式的和非正式的社会网络，如家人、朋友、同学、同事、领导等。对住院患者而言还有同室病友、医生、护士等。

**4.社会支持的分类** 社会支持从性质上可以分为两类。一类为客观支持，这类支持是可见的或实际的。包括物质上的直接援助、团体关系的存在和参与社会网络；另一类为主观支持，这类支持是个体体验到的或情感上感受到的支持，即个体在社会中受尊重、被支持与理解的情感体验和满意程度，与个体的主观感受密切相关。

**5.评估方法与内容**

（1）会谈 通过会谈可评估个体的社会网络，了解其可获得的社会支持资源和其对自己的社会关系的满意度。可询问：您经常与哪些人交往？您是否经常与很多人交往并保持较好的关系？您的家庭成员间的关系是否稳定？家庭成员是否彼此尊重？您与同事、领导的关系如何？家庭成员及同事是否能提供您所需的支持与帮助？您有无感到孤立无助、失望、绝望等？

通过询问护理对象及其家属也可评估个体的物质支持。如可询问：您的经济来源有哪些？收入够用吗？您的家庭经济来源有哪些？家中是否有失业、待业人员？您的家人、邻里、朋友、同学、同事、领导、宗教团体等是否给您物质援助？

（2）观察 主要观察内容为护理对象有无社会支持不良的心理、生理反应。如是否感到疲乏、头痛和失眠，或出现焦虑、紧张、愤怒、沮丧、失望等表情。

（3）评定量表 评估社会支持的量表有肖水源设计的社会支持评定量表（表2-10）、Procidano与Heller的家庭支持量表等（表2-11）。

表 2-10　社会支持评定量表（SSRS）

---

**下面的问题用于反映您在社会中所获得的支持，请按各个问题的具体要求，根据您的实际情况填写，谢谢您的合作。**

1. 您有多少关系密切，可以得到支持和帮助的朋友？（只选一项）
　A.一个也没有　　　　B.1~2个　　　　C.3~5个　　　　D.6个或6个以上
2. 近一年来您：（只选一项）
　A.远离家人，且独居一室
　B.住处经常变动，多数时间和陌生人住在一起
　C.和同学、同事或朋友住在一起
　D.和家人住在一起
3. 您和邻居：（只选一项）
　A.相互之间从不关心，只是点头之交　　　　B.遇到困难可能稍微关心
　C.有些邻居很关心您　　　　　　　　　　　D.大多数邻居都很关心您
4. 您和同事：（只选一项）
　A.相互之间从不关心，只是点头之交　　　　B.遇到困难可能稍微关心
　C.有些同事很关心您　　　　　　　　　　　D.大多数同事都很关心您
5. 从家庭成员得到的支持和照顾（在合适的位置划"√"）

| | 无 | 极少 | 一般 | 全力支持 |
|---|---|---|---|---|
| A.夫妻（恋人） | | | | |
| B.父母 | | | | |
| C.儿女 | | | | |
| D.兄弟姐妹 | | | | |
| E.其他成员（如嫂子） | | | | |

---

6.过去，在您遇到急难情况时，曾经得到的经济支持和解决实际问题的帮助的来源有：

（1）无任何来源

（2）下列来源（可选多项）

　　A. 配偶　　　　　B. 其他家人　　　　　C. 亲戚　　　　　D. 同事　　　　　E. 工作单位

　　F. 党团工会等官方或半官方组织　　　G. 宗教、社会团体等非官方组织

　　H. 其他（请列出）

7.过去，在您遇到急难情况时，曾经得到的安慰和关心的来源有：

（1）无任何来源

（2）下列来源（可选多项）

　　A. 配偶　　　　　B. 其他家人　　　　　C. 亲戚　　　　　D. 同事　　　　　E. 工作单位

　　F. 党团工会等官方或半官方组织　　　G. 宗教、社会团体等非官方组织

　　H. 其他（请列出）

8.您遇到烦恼时的倾诉方式：（只选一项）

　　A. 从不向任何人诉讼

　　B. 只向关系极为密切的1~2个人诉讼

　　C. 如果朋友主动询问您会说出来

　　D. 主动诉讼自己的烦恼，以获得支持和理解

9.您遇到烦恼时的求助方式：（只选一项）

　　A. 只靠自己，不接受别人帮助

　　B. 很少请求别人帮助

　　C. 有时请求别人帮助

　　D. 有困难时经常向家人、亲友、组织求援

10.对于团体（如党组织、宗教组织、工会、学生会等）组织活动，您：（只选一项）

　　A. 从不参加　　　　　B. 偶尔参加　　　　　C. 经常参加　　　　　D. 主动参加并积极活动

注：该量表有10个条目，包括客观支持（3条）、主观支持（4条）和对社会支持的利用度（3条）等三个维度。通过该量表可以了解个体的社会支持水平，能更好地帮助人们适应社会和环境，提高个体的身心健康水平。

## 表2-11　Procidano 与 Heller 的家庭支持量表

| 项目 | 是 | 否 |
|---|---|---|
| 我的家人给予我所需的精神支持 | | |
| 遇到棘手问题的事情时，我的家人帮我出主意 | | |
| 我的家人愿意倾听我的想法 | | |
| 我的家人给予我情感支持 | | |
| 我与我的家人能开诚布公地交谈 | | |
| 我的家人分享我的爱好说兴趣 | | |
| 我的家人能时时察觉到我的需求 | | |
| 我的家人善于帮助我解决问题 | | |
| 我与家人善于帮助我解决问题 | | |
| 我与家人感情深 | | |

评定方法：是为1分，否为0分。总得分越高，家庭支持度越高。

## 三、家庭评估

1.家庭成员基本资料

2.家庭结构

3.家庭生活周期

4.家庭功能（表2-12和表2-13）

表2-12　Smilkstein 的家庭功能量表

| | 经常 | 有时 | 很少 |
|---|---|---|---|
| 当我遇到问题时，可以从家人那里得到满意的帮助 补充说明： | | | |
| 我很满意家人与我讨论各种事情及分担问题的方式 补充说明： | | | |
| 当我希望从事新的活动或发展时，家人都能接受且 给予支持 补充说明： | | | |
| 我很满意家人对我表达感情的方式及对我情绪（如 愤怒、悲伤、爱）的反应 补充说明： | | | |
| 我很满意家人与我共度时光的方式 补充说明： | | | |

评分方法：经常为3分，有时为2分，很少为1分。

评分标准：7~10分家庭功能良好；4~6分家庭功能中度障碍；0~3分家庭功能严重障碍。

表2-13　Procidana 与 Heller 的家庭支持量表

| | 是 | 否 |
|---|---|---|
| A. 我的家人给予我所需要的精神支持 | | |
| B. 遇到棘手的事时，我的家人帮我出主意 | | |
| C. 我的家人愿意倾听我的想法 | | |
| D. 我的家人给予我情感支持 | | |
| E. 我和我的家人能开诚布公地交谈 | | |
| F. 我的家人分享我的爱好与兴趣 | | |
| G. 我的家人能时时察觉我的需求 | | |
| H. 我的家人善于帮助我解决问题 | | |
| I. 我和我的家人感情深厚 | | |

评分方法：是为1分，否为0分，得分越高，家庭支持度越高。

## 四、功能性健康型态评估

### （一）健康感知-健康管理型态

**1.健康感知**　对您来说，什么是健康？总体上您认为您的健康状况如何？近一年来您的健康状况如何？与同龄人相比，您的健康状况如何？

**2.健康感知与健康管理的影响因素**

（1）健康价值观　健康是否重要？健康状况由谁决定？谁应当承担您所需要的健康照顾？如果有人认为人们应对自己的健康负责，您如何看待这个问题？如果有人认为健康与否是天命，您如何看待？

（2）健康咨询资源　遇到健康问题时，您会找谁？遇到健康问题时，您会怎么做？第一次生病，又不知该如何处理时，您会向谁咨询？

**3.影响健康的危险因素**

（1）遗传因素　家中有无高血压、心脏病、糖尿病及癌症等家族史？

（2）生活方式　是否吸烟、饮酒？如果是，每天的量是多少？是否酗酒或吸毒？每日的活动量有多少？是否进行常规锻炼？方式、强度、频度和每次持续的时间是多少？饮食如何？家里经济状况怎样？收入和支出能否平衡？

（3）环境　家庭和工作环境中有无影响健康的危险因素？

**4.健康维护行为**

（1）为维护健康所采取的措施　采取哪些措施来维持健康？在维持健康方面，目前有哪些目标？准备做哪些改变？

（2）进行自我评估的意识及能力水平。

成年女性：能否进行乳房自检？频度如何？

高血压患者：能否自测血压？频度如何？

糖尿病患者：能否自测血糖、尿糖？频度如何？

（3）进行常规健康评估和预防接种情况　通常隔多长时间参加一次健康评估？最后一次健康评估是什么时候？是否按计划接受免疫接种？

（4）遵从医疗护理计划或健康指导情况　哪些因素有利于您遵从健康指导？哪些因素妨碍您遵从健康指导？能否理解健康指导手册？视力如何？听力如何？

**（二）营养-代谢型态**

**1.营养**

（1）近6个月内体重有无增减、程度及其原因　近期有无体重增加或减少？增加或减少多少？引起体重变化的原因是什么？是否采取减轻体重的措施？

（2）食欲　食欲怎么样？

（3）膳食种类与饮食习惯　知道自己的膳食类型吗？有无特殊的饮食需求或限制？平均每日进餐的种类与量？每日进餐的时间和地点？喜爱和不喜爱的食物有哪些？每日几餐？三餐间进食点心吗？是否食物过敏？对什么食物过敏？

（4）备餐与进食的能力　备餐时有什么困难吗？进餐时有什么困难吗？进餐时咀嚼、吞咽有困难吗？

（5）饮食知识　是否熟悉平衡膳食对食物类型和量的要求？能列举一些高热量，或富含蛋白质、脂肪，或营养价值低的食物吗？

（6）与摄食有关的社会经济状况　经济上有无能力购买牛奶、新鲜水果和蔬菜？经常独自在家进餐？或否与人共餐？或外出就餐？

（7）有无罹患与物质摄取、消化、吸收、代谢和利用有关的疾病　是否患有导致营养失调的疾病，如恶性肿瘤、糖尿病、甲状腺功能亢进症、进食障碍、神经性畏食或贪食、酒精成瘾、肝硬化、腹泻、抑郁症、肠道寄生虫病等？是否进行过胃肠手术？

（8）有无应用影响营养物质摄取、消化和吸收的药物，药物名称、用药时间、剂量及不良反应　是否服用抗肿瘤、洋地黄、甲硝唑等可引起恶心、呕吐、腹痛或腹泻的药物？是否服用$H2$受体拮抗剂等可影响维生素B12吸收的药物？

（9）日常体力活动情况　日常活动情况？类型？时间？

**2.体液**

（1）每日出入液量　每日饮水量？食物含水量？尿量和出汗情况？

（2）有无与体液失衡发生有关的疾病史　有无昏迷、糖尿病酮症酸中毒、高热大量出汗、过度换气、气管切开、严重呕吐或腹泻、大面积烧伤等致水丢失过多？有无水、钠摄入过多，蛋白质摄入过少，以及心、肝、肾脏疾病？

（3）有无与体液失衡发生有关的用药史。

**3.体温**　询问有无导致体温失衡的危险因素：有无感染性疾病、脱水、皮肤功能障碍、颅脑疾病或外伤、内分泌或代谢性疾病、严重营养不良、暴露于过热或过冷的环境、年龄过大或过小等情况？

**（三）排泄型态**

**1.排便型态**

（1）日常排便型态　每天排便几次？通常何时排便？

（2）排便型态改变的类型及其严重程度　近来排便次数、粪便量、颜色和性状有无变化？若有，改变程度如何？有无腹痛或腹胀？程度如何？

（3）排便异常的危险因素　有无肠道疾病、甲状腺功能亢进症、脊柱损伤、脑血管意外、脑损伤及腹部手术史？每天进食哪些食物，各类食物的量有多少？每天的活动量如何？最近工作是否特别繁忙？作息时间有无改变？最近有无精神紧张、是否因躯体活动不便而不能及时如厕？目前服用哪些药物？

（4）自理行为

便秘者：每天饮水量有多少？每天进食多少蔬菜、水果和谷类食物？是否进行规律锻炼和腹部按摩？是否服用泻药？一般在什么情况下服用？服用频率和剂量如何？

腹泻者：是否选择了一些易消化且刺激性小的饮食？是否服用止泻药物？是否在医生指导下服用？

**2.排尿型态**

（1）日常排尿型态　白天排尿几次？夜间排尿几次？每次尿量多少？尿色如何？

（2）排尿型态改变的类型及其严重程度　有无排尿次数明显增多？若有，其程度如何？有无尿急和尿痛？若有，其程度如何？是否存在尿液无法控制而不自主地流出？若有，其程度如何？并继续回答下面问题：尿失禁在什么情况下发生？发生前有无强烈的尿意？尿失禁的间隔是否有规律，两次尿失禁期间会阴部能否保持干燥？尿液是否持续滴漏？

（3）排尿异常的危险因素　有无尿路感染、尿路结石、膀胱或尿道肿瘤、尿道外伤、前列腺肥大、中枢神经系统疾病、糖尿病等疾病史？每天摄入多少液体？是否有饮酒和饮用咖啡的习惯？有无精神紧张？是否每天清洗会阴部？有无便后清洗会阴的习惯？是否因躯体活动不便而不能及时如厕？最近服用了哪些药物？

（4）自理行为

尿路感染者：每天饮水量是否达到2000ml？是否增加了果汁、维生素C的摄入量？是否保持会阴部清洁？

尿失禁者：每天摄入多少液体？是否规定了饮水时间、量和如厕时间？

压力性尿失禁：是否掌握了盆底肌锻炼的方法？是否经常进行盆底肌锻炼？

反射性尿失禁：是否了解轻叩耻骨上区、摩擦大腿内侧、牵拉阴毛、按摩骶骨部或括肛门等激发排尿的技术？是否能正确地实施上述激发排尿的技术？

急迫性尿失禁：是否了解膀胱训练？有无实施膀胱训练？

功能性尿失禁：是否已采用一定措施减少尿失禁的发生？

完全性尿失禁：是否已采用吸收或收集性尿失禁用具？是否能正确采用Crede手压法以促进排尿？

**（四）活动-运动型态**

**1.活动与运动形式**　请描述一般情况下一天的活动情况？每天的休闲活动有哪些？是否每天进行常规锻炼？如果是，运动的类型、频度、持续时间及其强度如何？如果不是，是什么原因？

**2.日常生活活动能力**　能独立完成进食/饮水、沐浴、穿衣/洗漱、如厕、床上活动、转位、走动、上下楼梯、购物、烹饪、理家吗？是否需要借助辅助用具？

**3.活动耐力**　活动与运动后觉得呼吸是否够用？活动与运动后您觉得有力与否？

**4.影响活动耐力的因素**　是否患有心血管疾病，呼吸系统疾病或骨、关节、肌肉和神经系统疾病？是否服用β受体阻滞剂、降压药、地高辛等药物？

### （五）睡眠-休息型态

**1.日常睡眠型态**　每天睡眠总时数大约多少？从上床到入睡大约需要多少时间？早上几点醒来？夜间醒来几次？什么原因？是否有午睡的习惯？一般午睡多少时间？

**2.有无失眠及其特点**

（1）初筛有无失眠　睡眠是否充足？有无夜间入睡困难，多醒或早醒？白天是否感到疲乏、嗜睡、精神不振、记忆力下降或注意力不能集中？

（2）询问失眠的病程　失眠持续多长时间了？

（3）询问是否存在与失眠相关的情景性因素　有无精神紧张？是否从事日夜倒班工作或长期夜间工作？对目前的睡眠环境是否熟悉？睡眠时环境中有无噪音？是否太热或太冷？床褥是否舒适？

（4）询问失眠发生的时间段，以判断失眠类型　晚上是否很难入睡？入睡后是否经常觉醒或惊醒？是否醒得很早？早醒后是否无法再入睡？

**3.有无白天过度嗜睡及其原因**　白天是否经常困乏思睡？白天在无强烈刺激作用下，是否很容易入睡？夜间睡眠时有无打鼾？有无睡眠呼吸暂停？晨起有无头痛？

**4.睡前习惯**　有无睡前运动、阅读、听音乐、洗脸、刷牙、沐浴等习惯？近来这些睡前习惯是否被打乱？

**5.咖啡因或烈性酒摄入史、吸烟史和服药史**　是否有饮用咖啡、可乐和烈酒的习惯？一般何时饮用？是否吸烟？一天大约几支？最近服用了哪些药物？

**6.疾病史**　有无呼吸困难、尿频、肢体麻木或严重的皮肤瘙痒？心境如何？是否有抑郁和焦虑？是否患有甲状腺功能亢进症等影响睡眠的疾患？

### （六）认知-感知型态

**1.感知功能**

（1）视觉　近来视力有无变化及其对生活有何影响？

（2）听觉　有无听力异常？程度如何？对生活有何影响？是否使用助力用具？

（3）味觉　近来有无味觉变化？

（4）嗅觉　近来有无嗅觉变化？

（5）痛觉　有无疼痛？部位？性质？程度？持续时间？加重或缓解的因素？

### 2.认知功能

（1）思维能力

记忆力：分为短时记忆和长时记忆。短时记忆：让被评估者重复一句话或一组由5~7个数字组成的数字串。长时记忆：让被评估者说出其家人的名字，当天进食哪些食物或叙述其孩童时代的事件。

推理力：根据被评估者年龄特征提出问题，如对6~7岁的儿童可问他，"一切木头做的东西丢在水中都会浮起来，现在这个东西丢在水里浮不起来，这个东西是什么做的？"如果儿童能回答："不是木头做的"，表明其演绎推理能力已初步具备；如果儿童回答："是铁或石头"，表明其思维尚不具备演绎推理能力。

洞察力：让被评估者描述所处的情形，再与实际情形作比较看有无差异，如让被评估者描述其对病房环境的观察。对更深一层洞察力的评估则可让被评估者解释格言、谚语或比喻，如请个体解释他如何理解"每朵云彩都用金边勾勒"这句谚语的含义，洞察力较弱的人会按字面解释"每朵云彩周围都有一条金边"，而洞察力较强的人会将此与生活体验联系起来解释，即"任何貌似普通的事情都存在不同凡响的方面"。

（2）语言能力

提问法：提出由简单到复杂、由具体到抽象的问题，观察被评估者能否理解及回答是否正确。

复述法：说一简单词句，让被评估者重复说出。

自发性语言法：让被评估者陈述病史，观察其陈述是否流利，用字是否恰当，或完全不能陈述。

命名法：评估者取出一些常用物品，要求被评估者说出其名称。如不能，则让被评估者说出其用途。

阅读法：让被评估者诵读单个或数个词、短句或一段文字，或默读一段短文或一个简单的故事，然后说出大意。

书写法：包括自发性书写、默写和抄写。自发性书写是要求被评估者随意写出一些简单的字、数字、自己的名字、物品名称或短句；默写是让被评估者写出评估者口述的字句；抄写是让被评估者抄写一段字句。

（3）定向力

时间定向：现在是几点钟？今天是星期几？今年是哪一年？

地点定向：现在住在什么地方？

空间定向：让被评估者找到一个参照物，描述环境中某物品的位置，如床旁桌放在床的左边还是右边？呼叫器在哪儿？

人物定向：叫什么名字？知道我是谁？

（4）意识状态　可通过被评估者是否清醒、对问题和指令是否理解并做出正确的反应以及对周围环境刺激的反应等方面综合观察和判断。

### （七）自我感知-自我概念型态

**1.身体意象**　对您来说，身体哪一部分最重要？为什么？最关注的健康问题是什么？最喜欢自己身体的哪部分？最不喜欢自己身体的哪部分？外表方面，您最希望自己在什么地方有所改变？他人又希望您在什么地方有所改变？对于身体意象有改变者，进一步询问，这些身体意象改变对您的影响有哪些？您认为这些改变使他人对您的看法有何改变？

**2.社会认同**　从事什么职业？是政治或学术团体成员吗？家庭、工作情况如何？最引以为荣的个人成就有哪些？

**3.自我认同与自尊**　您觉得您是怎样的一个人？如何描述您自己？与社会上绝大多数人相比，您处理工作和日常生活问题的能力如何？对自己的个性特征、心理素质和社会能力满意吗？不满意的是哪些方面？朋友、同事、领导如何评价您？总体来说，对自己满意吗？是否常有"我不错"的感觉？

**4.自我概念的现存与潜在威胁**　目前有哪些事情让您感到忧虑或痛苦？目前有哪些事情让您感到焦虑、恐惧、绝望？

### （八）角色-关系型态

**1.个体的角色**

（1）角色的数量　从事什么职业？担任什么职务？目前在家庭和社会生活中担任什么角色？有哪些任务？

（2）角色感知　对自己所承担角色的权利和义务清楚吗？自己所承担的角色行为数量和责任是否合适？

（3）角色满意情况　对自己的角色行为是否满意？与自己的角色期望是否相符？

（4）角色紧张　是否感到压力很大、角色不能胜任？有无疲乏、头疼、心悸、焦虑、抑郁等反应？

**2.家庭角色与家庭关系**

（1）家庭的组成与结构　家庭成员有几个？人口组成如何？

（2）家庭的角色结构　家庭中各成员所承担的角色是什么？家庭各成员的角色行为是否符合家庭的角色期望？是否有成员存在角色适应不良？

（3）家庭的沟通过程　家庭是否和睦或快乐？家庭成员有想法或要求是否直截了当地提出来？听者是否认真？

（4）家庭的权力结构　家庭中大事小事通常由谁做主？家中有麻烦时，通常由谁提出意见和解决办法？

**3.社会关系**　对自己的社会范围、社交深度和人际关系满意吗？对家庭的社交范围、社交深度和人际关系满意吗？

**4.沟通**

（1）沟通技巧　能否清楚地表达自己的想法？能否理解阅读材料的内容？听力、视力和语言能力有无障碍？

（2）沟通辅助器具　平时是否戴眼镜或使用助听器，效果如何？

**（九）性-生殖型态**

**1.性别认同与性别角色**　如何看待性与自己的性别角色？目前承担哪些与性别相关的角色？妻子、母亲、丈夫、父亲？

**2.性与生殖的知识**　健康状况是否限制性别角色的表现？在性和生殖方面有什么疑问吗？

**3.性行为及其满意度**　是否知道在性和生殖方面应该注意什么？是否有性生活？是否满意？不满意的原因是什么？想如何改变？是否有多个性伴侣？有无不洁性行为？

**4.性虐待**　在儿童时期或成年后是否曾遭受过性虐待？

**5.家族史**　您的母亲在怀孕期间有无服用己烯雌酚预防流产？有无乳房癌或卵巢癌的家族史？

**6.生殖史与生育能力**

（1）女性　曾否生儿育女？胎次？其中活胎、流产或早产次数？有无怀孕或分娩并发症？有无家庭生育计划？如何获得有关生育和计划生育等方面的知识？咨询的对象是谁？初潮年龄？月经周期？每次月经持续时间和月经量？有无不适？如何处理？

（2）男性　有无生殖系统手术史，如输精管结扎术？

**7.生殖系统评估史**

（1）女性　是否定期做妇科健康评估，如阴道脱落细胞涂片、乳房评估和乳房自检？两次评估的间隔时间？最后一次评估的结果？

（2）男性　询问睾丸自检的情况，并了解最后一次评估的结果。

**（十）压力-应对型态**

**1.压力源**

（1）询问一年内重大事件　目前感到有压力或紧张焦虑的事情有哪些？近来生活有哪些改变？日常生活中令人感到有压力和烦恼的事情有哪些？由于疾病、住院、生活改变或家庭事件，经历了哪些压力？

（2）按压力来源逐条询问

环境方面：所处的环境是否令人感到紧张不安或烦恼？什么原因？

家庭关系方面：与家人关系如何？是否使您感到痛苦或烦恼？

职业方面：是否感到工作压力很大，无法胜任？

经济方面：经济状况如何？是否感到入不敷出？

**2.压力感知**　这件事对您意味着什么？如何看待？自己是否有能力应对这件事？如果无法控制这些事，会有什么感觉？

**3.应对方式**　通常采取什么方式缓解紧张或压力？请指出下列措施中最能描述您的压力应对方式的是哪些？如与他人交谈、想办法解决问题、抱怨他人、寻求帮助、从事体力活动、祈祷、试图忘却、用药或酗酒、睡觉、什么都不做、认命或其他等。当您遇到困难时，您的家人、亲友和同事中谁能帮您？

**4.压力缓解情况**　通常能否解决自己的问题和烦恼？能否有效处理自己目前的压力？采取的措施是否有用？

（十一）价值-信念型态

**1.文化**

（1）种族背景　居住在什么地方？在那儿居住多长时间了？出生地在哪儿？父母的出生地在哪儿？属于哪个民族？有什么特殊的民族传统或仪式需要我们注意？

（2）健康信念　对您来说，健康意味着什么？对您来说，疾病意味着什么？当您生病时会向谁请教？您的文化中哪些健康活动对您来说很重要？

（3）民间验方　许多人在感到不舒服时会使用民间验方，当您感到不舒服时，您是怎样做的？小时候，您的父母或祖父母使用哪种类型的民间验方？当您感到不舒服时，第一个去请教谁？获得的建议对您有效吗？您有没有使用维持健康的民间验方？

**2.精神世界**

（1）人生观　生活的意义和目标是什么？是否会渴望生命维持系统？对捐献器官怎么看？是否有自然死亡声明？

（2）宗教信仰　有否因宗教信仰而禁食或必须吃某种食物？有无因宗教信仰而必须禁止的事物？宗教信仰对您来说有多重要？最近有什么事情改变了您的宗教信仰吗？有与您有同一宗教信仰的家庭成员吗？哪种宗教书籍或文章对您有帮助？

**3.精神支持**　当您需要精神支持时，谁会帮助您？您认为祈祷或沉思对您有帮助吗？

# 【考核标准】

## 心理、社会、家庭评估考核标准

| 项目 | 总分 | 具体要求 | 评分标准 | | | |
|---|---|---|---|---|---|---|
| 评估 | 8 | 1. 患者的病情、意识状态、合作程度、语言沟通能力等 | 3 | 2 | 1 | 0 |
| | | 2. 环境评估：温暖舒适、安静 | 3 | 2 | 1 | 0 |
| | | 3. 评估时间的选择 | 2 | 1 | 0 | 0 |
| 操作前准备 | 16 | 用物准备：齐全 | 3 | 2 | 1 | 0 |
| | | 护士准备：1. 心理、社会、家庭评估内容及评估时注意事项（提问）参阅患者相关的资料及对患者所患疾病有无了解（提问）2. 衣着整洁、举止端庄、态度和蔼、尊重理解同情患者及家属 | 4 | 3 | 2 | 1 |
| | | 评估时间：在患者一切事项均安排妥当，且患者比较方便时 | 3 | 2 | 1 | 0 |
| | | 环境安排：环境安静、适合患者病情需要，评估不受干扰、利于保护患者隐私 | 3 | 2 | 1 | 0 |
| | | 患者准备：护士提前告知患者评估的事情，患者做好评估前的准备工作 | 3 | 2 | 1 | 0 |
| 心理、社会、家庭评估 | 69 | **心理评估** | | | | |
| | | 1. 患者自我概念评估内容提问 | 4 | 3 | 2 | 1 |
| | | 2. 患者的情绪与情感评估 | 4 | 3 | 2 | 1 |
| | | 3. 患者的认知评估 | | | | |
| | | ①思维能力评估 | 4 | 3 | 2 | 1 |
| | | ②语言能力评估 | 4 | 3 | 2 | 1 |
| | | ③定向力评估 | 4 | 3 | 2 | 1 |
| | | **社会评估** | | | | |
| | | 1. 角色与角色适应 | 4 | 3 | 2 | 1 |
| | | 2. 人际关系 | 4 | 3 | 2 | 1 |
| | | 3. 社会支持状态 | 4 | 3 | 2 | 1 |
| | | **家庭评估** | 4 | 3 | 2 | 1 |
| | | **功能性健康型态评估** | | | | |
| | | 1. 健康感知－健康管理型态 | 3 | 2 | 1 | 0 |
| | | 2. 营养－代谢型态 | 3 | 2 | 1 | 0 |
| | | 3. 排泄型态 ①排便型态；②排尿型态 | 3 | 2 | 1 | 0 |
| | | 4. 活动－运动型态 | 3 | 2 | 1 | 0 |
| | | 5. 睡眠－休息型态 | 3 | 2 | 1 | 0 |
| | | 6. 认知－感知型态①感知功能；②认知功能 | 3 | 2 | 1 | 0 |
| | | 7. 自我感知－自我概念型态 | 3 | 2 | 1 | 0 |
| | | 8. 角色－关系型态①个体的角色；②家庭角色与家庭关系；③社会关系 | 3 | 2 | 1 | 0 |
| | | 9. 性－生殖型态 | 3 | 2 | 1 | 0 |
| | | 10. 压力－应对型态 | 3 | 2 | 1 | 0 |
| | | 11. 价值－信念型态 | 3 | 2 | 1 | 0 |
| 操作后 | 4 | 整理用物，安置患者舒适体位 | 4 | 3 | 2 | 1 |
| 评价 | 3 | 进入角色，态度和蔼，仪表端庄、服饰整洁干净 | 3 | 2 | 1 | 0 |

## 【作业】

1.以同学为问诊对象，2人一组，设计心理、社会、家庭评估内容及对话。

2.以家人为问诊对象，设计心理、社会、家庭评估内容及对话。

3.按护理病历书写的格式及内容，将评估内容和结果如实记录在实训报告上。

## 实训三　一般状态评估

【目的】

1.掌握一般状态的基本评估方法和内容。

2.掌握一般状态相关名词术语。

3.掌握生命体征、面容与表情、体位、步态的阳性体征与临床意义。

4.熟悉发育与体型、营养状态、意识状态的阳性体征与临床意义。

【评估】

1.患者的病情、意识状态、合作程度、语言沟通能力等基本情况评估。

2.环境评估是否安静舒适。

3.一般状态评估的时间选择。

【计划】

1.**环境准备**　选择安静温暖舒适、光线充足的环境，屏风遮挡。

2.**护士准备**　衣着整洁、洗手、戴口罩。

3.**用物准备**　软尺、体温计、血压计、手表、体重计，备笔、备"一般状况及头颈部评估单"。

4.**患者准备**　舒适体位。

## 【实施】

| 一般状态评估流程 |
| --- |

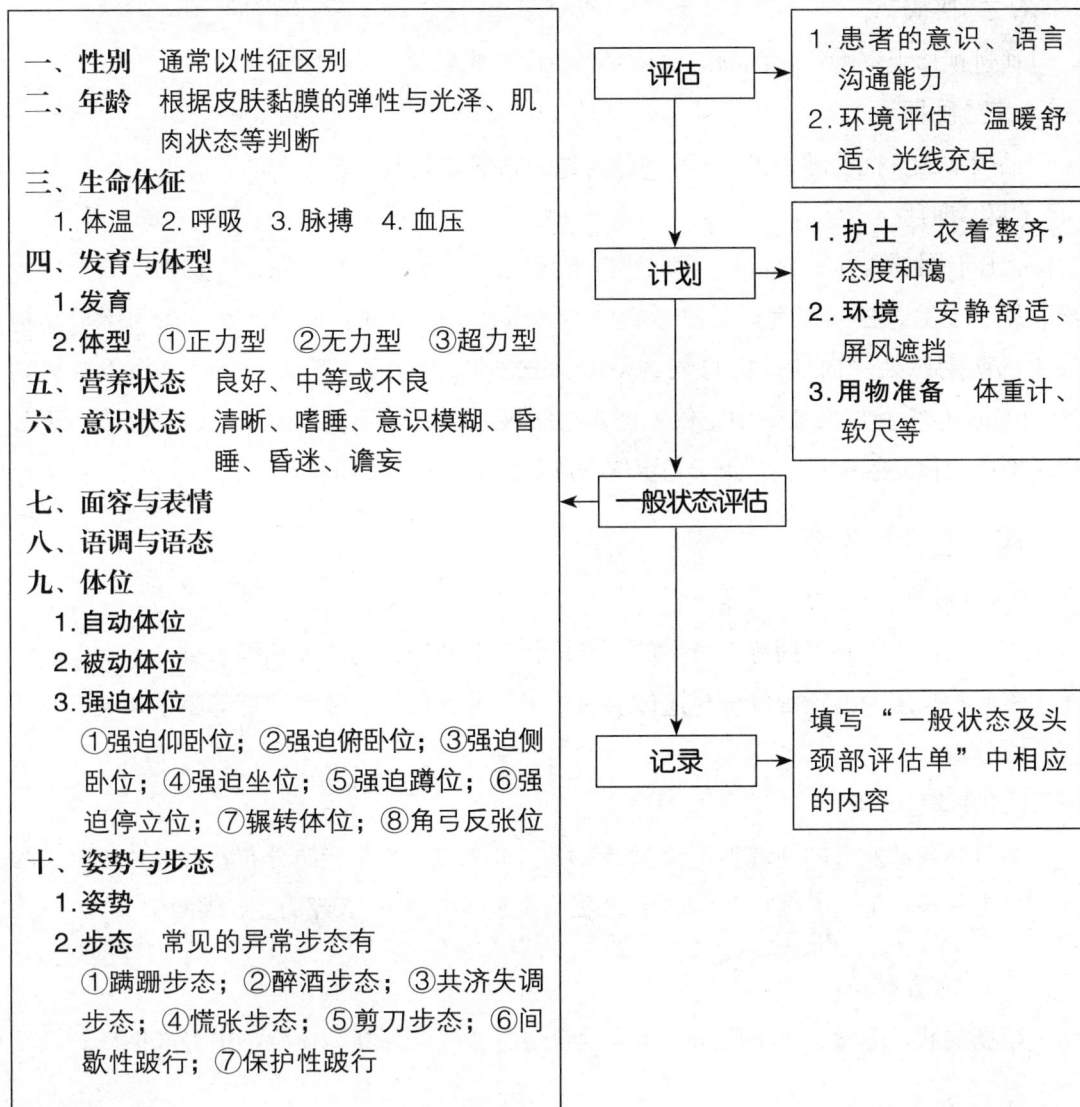

一、**性别** 通常以性征区别
二、**年龄** 根据皮肤黏膜的弹性与光泽、肌肉状态等判断
三、**生命体征**
　1.体温　2.呼吸　3.脉搏　4.血压
四、**发育与体型**
　1.发育
　2.体型　①正力型　②无力型　③超力型
五、**营养状态** 良好、中等或不良
六、**意识状态** 清晰、嗜睡、意识模糊、昏睡、昏迷、谵妄
七、**面容与表情**
八、**语调与语态**
九、**体位**
　1.自动体位
　2.被动体位
　3.强迫体位
　　①强迫仰卧位；②强迫俯卧位；③强迫侧卧位；④强迫坐位；⑤强迫蹲位；⑥强迫停立位；⑦辗转体位；⑧角弓反张位
十、**姿势与步态**
　1.姿势
　2.步态　常见的异常步态有
　　①蹒跚步态；②醉酒步态；③共济失调步态；④慌张步态；⑤剪刀步态；⑥间歇性跛行；⑦保护性跛行

**评估** →
1.患者的意识、语言沟通能力
2.环境评估 温暖舒适、光线充足

**计划** →
1.**护士** 衣着整齐，态度和蔼
2.**环境** 安静舒适、屏风遮挡
3.**用物准备** 体重计、软尺等

**一般状态评估** ←

**记录** →
填写"一般状态及头颈部评估单"中相应的内容

### 一、性别

通常以性征区别。

### 二、年龄

观察皮肤黏膜的弹性与光泽、肌肉状态、毛发的颜色及分布情况、牙齿状态等判断。

## 三、生命体征

### （一）体温

腋测法，将汞柱甩到36℃以下，腋下放置5~10分钟，然后读数，记录。

### （二）呼吸

通过视诊观察胸、腹部的运动频率和节律，要求观察1分钟。

### （三）脉搏

一般常触及桡动脉，记录1分钟脉搏搏动频率和节律。

### （四）血压

血压计袖带宽12~14cm，测时袖带下缘应距肘弯横纹2~3cm，气袋内空气全部放出，缚于上臂，松紧适宜。听诊器胸件不要压在袖带下面，而是放在袖带下缘肘窝横纹上部肱动脉处。向袖带内打气，待触诊肱动脉或桡动脉搏动消失，再将汞柱提高20~30mmHg缓慢放出袖带中空气，使汞柱缓慢下降以便正确读出结果，听到第一声音所示的压力值是收缩压，舒张压判定取动脉音消失时的压力值。

## 四、发育与体型

### （一）发育

判断指标：①胸围约等于身高的一半；②双上肢展开的长度约等于身高；③坐高约等于下肢的长度。但正常发育与遗传、内分泌、营养代谢、体育锻炼等因素相关，要注意综合分析。

### （二）体型

是身体各部发育的外观表现，包括骨骼、肌肉的生长与脂肪分布状态等。成年人的体型分为三种：①正力型（均称型）；②无力型（瘦长型）；③超力型（矮胖型）。

## 五、营养状态

根据皮肤、毛发、皮下脂肪、肌肉发育情况，综合判断为良好、中等或不良。

## 六、意识状态

清晰、嗜睡、意识模糊、昏睡、昏迷、谵妄。

## 七、面容与表情

正常、淡漠、烦躁不安、痛苦、忧郁。急性面容、慢性面容、贫血面容、二尖瓣面容、肝病面容、肾病面容、甲亢面容、黏液性水肿面容、满月面容、肢端肥大症面容、脱水面容、面具面容等。

## 八、语调与语态

当某些病变累及语言中枢、神经或发音器官时，则可引起语调、语态的改变，如语言中枢病变可引起失声、失语和口吃；喉部病变可引起声音嘶哑；脑血管意外可引起发音困难；帕金森病、舞蹈症等可引起语言节奏紊乱、音节不清。

## 九、体位

### （一）自动体位

见于正常人或轻症病人。

### （二）被动体位

患者自己不能随意调整或变换肢体位置。见于极度衰弱或意识障碍及瘫痪病人。

### （三）强迫体位

患者为减轻病痛，而被迫采取的某种特殊体位。临床常见类型有以下几种。

1.强迫仰卧位　病人仰卧，双腿屈曲，减轻腹肌的紧张度，以利缓解病痛。见于急性腹膜炎等。

2.强迫俯卧位　病人俯卧以减轻背部肌肉的紧张度。见于脊柱病变等。

3.强迫侧卧位　胸膜病变的患者多采取患侧卧位，以减轻疼痛，并有利于健侧代偿性呼吸。如一侧胸膜炎或胸膜腔积液。

4.强迫坐位（端坐呼吸）　病人坐位，双手置于膝盖或扶持床边，上身稍前倾。此体位既利于膈肌下移，增加肺换气量，又利于减少下肢回心血量，减轻心脏负荷。最常见于左心功不全，也可见于肺功能不全。

5.强迫蹲位　病人在活动过程中，因呼吸困难和心悸而停止活动并采取蹲位或膝胸位以缓解症状。见于先天性发绀型心脏病。

6.强迫停立位　病人在步行时，因突然心前区疼痛而被迫立即站住，并以右手按抚心前区，待症状缓解后，才继续行走。见于心绞痛。

7.辗转体位　病人腹痛发作时，辗转反侧，坐卧不安。见于胆石症、胆道蛔虫症、肾绞痛、肠绞痛等。

8.角弓反张位　病人颈及脊背肌肉强直，头向后仰，胸腹前凸，背过伸，躯干呈弓形。见于破伤风及小儿脑膜炎。

## 十、姿势与步态

### （一）姿势

健康成人躯干端正，肢体动作灵活适度。疲劳或情绪低落时可表现为垂肩、弯背、步态拖拉等。某些疾病时可出现特殊的姿势，如胃肠痉挛性疼痛者常捧腹而行，充血性心衰病人多喜坐位。颈椎病者多呈颈部活动受限姿势等。

（二）步态

步态指人走路时的姿态。健康人的步态因年龄、机体状态及所受训练等因素影响，表现不同。某些疾病可使步态发生具有一定特征的变化。临床常见的异常步态有以下几种。

**1.蹒跚步态**　走路时身体左右摇摆如鸭行，故又称鸭步。见于佝偻病、大骨节病、进行性肌营养不良、双侧先天性髋关节脱位等。

**2.醉酒步态**　走路时躯干重心不稳，步态紊乱不准确，似醉酒状。见于小脑疾病、酒精或巴比妥中毒。

**3.共济失调步态**　起步时一脚高抬，骤然垂落，且双目向下注视，两足间距宽，以防身体倾斜，闭目时则无法保持平衡。见于脊髓病变。

**4.慌张步态**　起步后小步急速前冲，身体前倾，难以止步。见于帕金森病。

**5.剪刀步态**　移步时下肢内收过度，两腿交叉呈剪刀状，原因是双下肢肌张力增高，特别是内收肌张力增高明显所致。见于脑瘫、截瘫。

**6.间歇性跛行**　走路时常因下肢突发酸痛乏力而被迫停止行进，需休息片刻方能继续。见于高血压、动脉硬化者。

**7.保护性跛行**　走路时患侧足刚一落地，健侧足便迅速起步前移。导致患侧足着地时间短，健侧足着地时间长，患肢负重小，健肢负重大。多见于下肢损伤或疼痛者。

## 【注意事项】

1.评估环境应安静、舒适和具有私密性，室内温度及湿度应适宜，最好以自然光线为照明。

2.护士衣着整洁，举止端庄，态度和蔼。

3.评估前先向患者说明自己的身份，评估的目的与要求，取得患者的配合。

4.体格评估前尽可能在患者面前洗手，以避免医源性交叉感染。

5.评估按照一定的顺序进行，以避免不必要的重复或遗漏。

6.评估过程中动作应规范、准确、轻柔，内容应完整而有侧重点。

7.评估结束后应根据评估结果向患者作必要的解释和说明。

## 【考核标准】

一般状态考核标准

| 项目 | 总分 | 具体要求 | 评分标准 | | | |
|---|---|---|---|---|---|---|
| 评估 | 9 | 1. 患者的病情、意识状态、合作程度、语言沟通能力等 | 3 | 2 | 1 | 0 |
| | | 2. 环境评估：温暖舒适、光线充足、屏风遮挡 | 3 | 2 | 1 | 0 |
| | | 3. 一般状态评估时间的选择 | 3 | 2 | 1 | 0 |
| 操作前准备 | 24 | 用物准备：齐全 | 4 | 3 | 2 | 1 |
| | | 护士准备：<br>1. 一般状态评估内容及评估时注意事项（提问）<br>　参阅患者相关的资料及对患者所患疾病有无了解（提问） | 4 | 3 | 2 | 1 |
| | | 2. 衣着整洁、举止端庄、态度和蔼、尊重理解同情患者及家属 | 4 | 3 | 2 | 1 |
| | | 评估时间：在患者一切入院事项均安排妥当，且患者比较方便时 | 4 | 3 | 2 | 1 |
| | | 环境安排：环境安静、适合患者病情需要，评估不受干扰、利于保护患者隐私 | 4 | 3 | 2 | 1 |
| | | 患者准备：护士提前告知患者评估的事情，患者做好评估前的准备工作 | 4 | 3 | 2 | 1 |
| 一般状态评估 | 60 | 性别：通常以性征区别 | 4 | 3 | 2 | 1 |
| | | 年龄：通过观察皮肤黏膜的弹性与光泽、肌肉状态、毛发的颜色及分布情况、牙齿状态等判断 | 4 | 3 | 2 | 1 |
| | | 生命体征：<br>1. 体温　腋测法，将汞柱甩到36℃以下，腋下放置5~10分钟，然后读数，记录 | 4 | 3 | 2 | 1 |
| | | 2. 呼吸　通过视诊观察胸、腹部的运动频率和节律，要求观察1分钟 | 4 | 3 | 2 | 1 |
| | | 3. 脉搏　一般常触及桡动脉，记录1分钟脉搏跳动频率和节律 | 4 | 3 | 2 | 1 |
| | | 4. 血压　学会血压测量方法 | 4 | 3 | 2 | 1 |
| | | 发育与体型：<br>1. 发育　发育与遗传、内分泌、营养代谢、体育锻炼等因素相关 | 4 | 3 | 2 | 1 |
| | | 2. 体型　①正力型（均称型）；②无力型；③超力型 | 4 | 3 | 2 | 1 |
| | | 营养状态：根据皮肤、毛发、皮下脂肪、肌肉发育情况，综合判断为良好、中等或不良 | 4 | 3 | 2 | 1 |
| | | 意识状态：清晰、嗜睡、意识模糊、昏睡、昏迷、谵妄 | 4 | 3 | 2 | 1 |
| | | 面容与表情：急性面容、慢性面容、贫血面容、二尖瓣面容、肝病面容、肾病面容、甲亢面容等 | 4 | 3 | 2 | 1 |
| | | 语调与语态：当某些病变累及语言中枢、神经或发音器官时，则可引起语调、语态的改变 | 4 | 3 | 2 | 1 |
| | | 体位<br>1. 自动体位　见于正常人或轻症病人<br>2. 被动体位　患者自己不能随意调整或变换肢体位置<br>3. 强迫体位　患者为减轻病痛，而被迫采取的某种特殊体位。临床常见类型有：①强迫仰卧位；②强迫俯卧位；③强迫侧卧位；④强迫坐位（端坐呼吸）；⑤强迫蹲位；⑥强迫停立位；⑦辗转体位；⑧角弓反张位 | 4 | 3 | 2 | 1 |

续表

| 项目 | 总分 | 具体要求 | 评分标准 | | | |
|---|---|---|---|---|---|---|
| 一般状态评估 | | **姿势与步态**<br>1.**姿势** 健康成人躯干端正，肢体动作灵活适度 | 4 | 3 | 2 | 1 |
| | | 2.**步态** 人走路时的姿态。健康人的步态因年龄、机体状态及所受训练等因素影响，表现不同。临床常见的异常步态有：①蹒跚步态；②醉酒步态；③共济失调步态；④慌张步态；⑤剪刀步态；⑥间歇性跛行；⑦保护性跛行 | 4 | 3 | 2 | 1 |
| 操作后评价 | 4 | 清理用物，安置患者舒适体位 | 4 | 3 | 2 | 1 |
| | 3 | 进入角色，态度和蔼，仪表端庄、服饰整洁干净 | 3 | 2 | 1 | 0 |

## 【作业】

1.简述常见的强迫体位及临床意义。

2.生命体征的内容及正常值范围。

3.按"一般状况及头颈部评估单"的格式及内容，将评估内容和结果如实记录在实训报告上。

**附**

## 一般状况及头颈部评估单

体温_____℃　　脉搏_____/每分钟　　　呼吸_____/每分钟　　　血压_____/_____mmHg

一般情况：发育_____　营养_____

　　　　　　神志_____　表情_____

　　　　　　面容_____　体位_____

　　　　　　步态_____

皮肤：色泽_____　弹性_____

　　　温度_____　湿度_____

　　　皮疹_____　出血_____

　　　水肿_____　蜘蛛痣_____

　　　溃疡及疤痕_____　毛发分布_____

淋巴结：全身淋巴结有无肿大_____

　　　　有下列淋巴结肿大_____

头部：头颅：形状_____　大小_____　压痛_____

　　　　　　肿块_____　头皮_____　其他_____

　　　头发：量_____　色_____　光泽_____

　　　　　　其他_____

　　　眼：眼眉_____　睫毛_____　眼睑_____

　　　　　结膜_____　眼球_____　巩膜_____

　　　耳：耳廓_____　对光反射_____　调节反射_____

　　　鼻：外形_____　鼻翼扇动_____　分泌物_____　鼻旁窦压痛_____

　　　口：口腔：气味_____　流涎_____

　　　　　唇：色_____　义齿_____　龋齿_____　其他_____

　　　　　齿龈：色_____　出血_____　齿槽溢脓_____

　　　　　舌：偏斜_____　震颤_____　舌苔_____　舌乳头萎缩_____

　　　　　口腔黏膜：色___　溃疡___　出血点_____　色素沉着_____　斑疹_____

　　　　　咽：充血_____

　　　　　扁桃体：大小_____　颜色_____　渗出物_____

颈部：强直_____　对称_____　动脉搏动_____　静脉充盈_____

　　　气管：位置_____

　　　甲状腺：大小_____　硬度_____　对称_____

# 实训四 皮肤和浅表淋巴结评估

## 【目的】

1.掌握皮肤和淋巴结评估的方法。

2.掌握淋巴结肿大的常见病因及特点。

3.学会分析常见皮肤颜色改变的特点及临床意义。

4.熟悉水肿的分度和特点。

5.具有尊重、关爱病人、保护病人隐私的意识，具有医疗安全、护患交流、团队合作的职业意识及认真负责的职业态度。

## 【评估】

1.了解患者的病情、意识状态、合作程度、语言沟通能力等基本情况，是否适合做皮肤和浅表淋巴结评估。

2.环境评估：安静温暖舒适、光线充足，是否有屏风遮挡。

## 【计划】

1.**环境准备** 选择安静舒适、光线充足的环境。

2.**护士准备** 洗手、衣着整洁、举止端庄、态度和蔼、尊重患者。

3.**用物准备** 备笔、"一般状况及头颈部评估单"。

4.**患者准备** 患者安排好后，采取舒适体位。

## 【实施】

| 皮肤和浅表淋巴结评估流程 |
| --- |

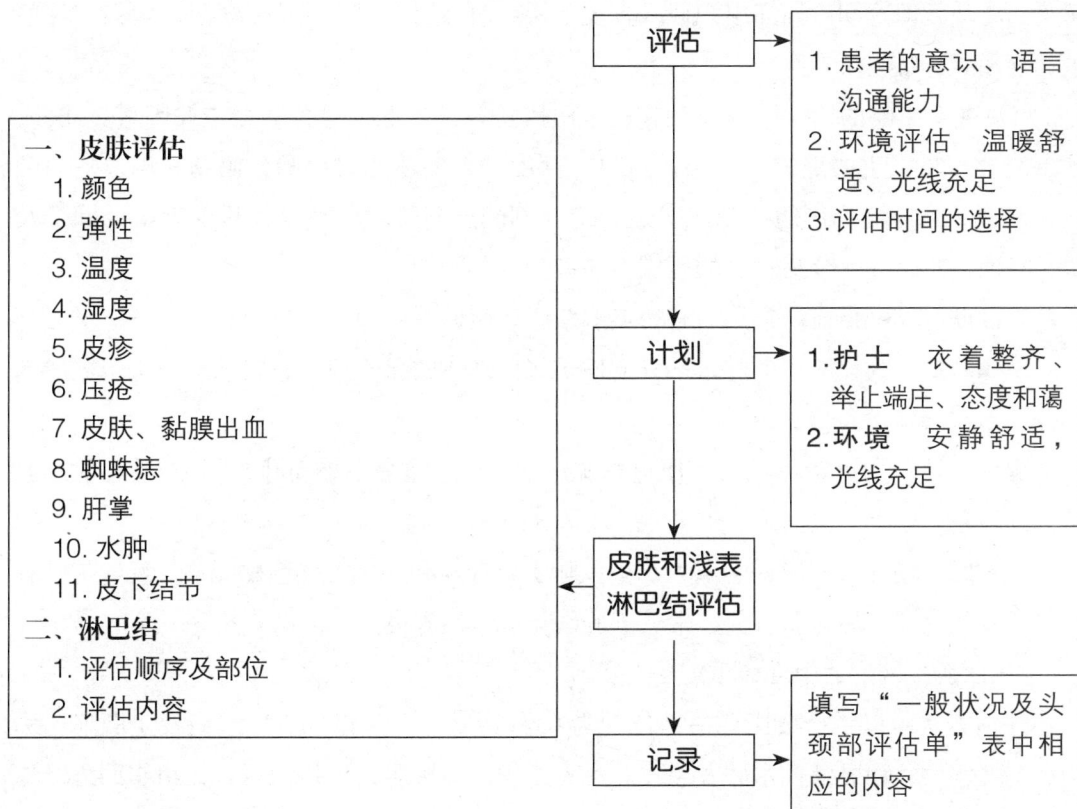

```
                              评估   →   1.患者的意识、语言
                                            沟通能力
                                         2.环境评估　温暖舒
                                            适、光线充足
                                         3.评估时间的选择

一、皮肤评估
  1. 颜色
  2. 弹性
  3. 温度
  4. 湿度
  5. 皮疹                     计划   →   1.护士　衣着整齐、
  6. 压疮                                   举止端庄、态度和蔼
  7. 皮肤、黏膜出血                       2.环境　安静舒适,
  8. 蜘蛛痣                                  光线充足
  9. 肝掌
  10. 水肿
  11. 皮下结节
二、淋巴结                 皮肤和浅表
  1. 评估顺序及部位        淋巴结评估
  2. 评估内容

                              记录   →   填写"一般状况及头
                                         颈部评估单"表中相
                                         应的内容
```

## 一、皮肤评估

1.**颜色**　苍白、发红、发绀、黄染、色素沉着、色素脱失。

2.**弹性**　正常，弹性减弱。

3.**温度**　正常、发热、发冷、指端发冷、局部皮肤发热。

4.**湿度**　正常、出汗过多、冷汗、盗汗、无汗。

5.**皮疹**　注意有无。发现皮疹时应注意其部位、出现与消失的时间、发展顺序、形态大小、平坦或隆起、颜色、压之是否褪色及有无瘙痒脱屑。如常见皮疹包括斑疹、玫瑰疹、丘疹、斑丘疹、荨麻疹等。

6.**压疮**　为局部组织长期受压，发生持续缺血、缺氧、营养不良所致的皮肤损害。易发生于枕部、耳廓、肩胛部、脊柱、肘部、髋部、骶尾部、膝关节内外侧、内外踝、足跟等身体受压较大的骨突部位。压疮的评估包括：应根据组织损伤程度对压疮进行分期的评估，并对影响愈合的因素进行评估。

（1）压疮分期　①淤血红肿期：此期皮肤红肿，有触痛；②炎性浸润期：红肿扩大、变硬，表面由红转紫，并有水疱形成；③浅表溃疡期：水疱逐渐扩大、溃破，继发感染；④坏死溃疡期：坏死组织侵入真皮下层和肌肉层，感染向深部扩展，可破坏深筋膜，继而破坏骨膜及骨质。

（2）愈合影响的因素　持续存在的危险因素是影响压疮愈合的最主要因素。此外，还要结合压疮发生的部位、大小、数目、深度，有无坏死组织和分泌物，以及疮面颜色、基底、边缘及周围组织情况等进行综合判断，一般发生在易受压的部位，深已及骨，疮面色暗，坏死分泌物多的压疮不易愈合。

**7. 皮肤、黏膜出血**　常见的有瘀点、紫癜、瘀斑、血肿。

**8. 蜘蛛痣**　为皮肤小动脉末端分支性扩张所形成的血管痣，直径从帽针头至数厘米不等，形似蜘蛛。

评估方法：用火柴杆或指尖压迫蜘蛛痣的中心（即中央小动脉干部），其辐射小血管网即褪色，松手后又出现。

**9. 肝掌**　慢性肝病患者手掌大、小鱼际肌处常发红，压之褪色称肝掌。发生与肝脏对雌激素的灭活作用减弱有关，常见于肝硬化、慢性肝炎。

**10. 水肿**　轻度、中度、重度。

评估方法：以手指按压评估部位约为10秒钟后松开手指，受压组织发生凹陷，称为凹陷性水肿；而黏液性水肿及象皮肿虽有组织明显肿胀，但指压后，无组织凹陷，称为非凹陷性水肿。

**11. 皮下结节**　应注意其大小、硬度、部位、活动度及有无压痛等。风湿小结多位于关节附近，长骨骺端，圆形质硬，无压痛。

## 二、淋巴结

**1. 评估顺序及部位**　耳前、耳后、乳突区、枕骨下区、颈后三角、颈前三角、锁骨上窝、腋窝、滑车上、腹股沟、腘窝等。

**2. 评估内容**　触及肿大的淋巴结时应注意其大小、数目、硬度、压痛、活动度、有无粘连，局部皮肤有无红肿、瘢痕、瘘管等，注意寻找引起淋巴结肿大的原发病灶。

## 【注意事项】

1. 浅表淋巴结评估为了避免遗漏，应注意按一定顺序评估。

2.评估皮肤颜色时，注意光线一定要充足，最好是自然光线。

## 【考核标准】

### 皮肤和浅表淋巴结评估考核标准

| 项目 | 总分 | 具体要求 | 评分标准 | | | |
|---|---|---|---|---|---|---|
| 评估 | 12 | 1. 患者的病情、意识状态、合作程度、语言沟通能力等 | 4 | 3 | 2 | 1 |
| | | 2. 环境评估：温暖舒适、光线充足、屏风遮挡 | 4 | 3 | 2 | 1 |
| | | 3. 皮肤和浅表淋巴结评估时间的选择 | 4 | 3 | 2 | 1 |
| 操作前准备 | 24 | 用物准备：齐全 | 4 | 3 | 2 | 1 |
| | | 护士准备：<br>1. 皮肤和浅表淋巴结评估内容及评估时注意事项（提问）<br>  参阅患者相关的资料及对患者所患疾病有无了解（提问） | 4 | 3 | 2 | 1 |
| | | 2. 衣着整洁、举止端庄、态度和蔼、尊重理解同情患者及家属 | 4 | 3 | 2 | 1 |
| | | 评估时间：在患者一切入院事项均安排妥当，且患者比较方便时 | 4 | 3 | 2 | 1 |
| | | 环境安排：环境安静，评估不受干扰、利于保护患者隐私 | 4 | 3 | 2 | 1 |
| | | 患者准备：护士提前告知患者评估的事情，患者做好评估前的准备工作 | 4 | 3 | 2 | 1 |
| 一般状态评估 | 56 | **一、皮肤评估**<br>1. **颜色** 苍白、发红、发绀、黄染、色素沉着、色素脱失 | 4 | 3 | 2 | 1 |
| | | 2. **弹性** 正常，减退 | 4 | 3 | 2 | 1 |
| | | 3. **温度** 正常、发热、发冷、指端发冷、局部皮肤发热 | 4 | 3 | 2 | 1 |
| | | 4. **湿度** 正常、出汗过多、冷汗、盗汗、无汗 | 4 | 3 | 2 | 1 |
| | | 5. **皮疹** 常见斑疹、玫瑰疹、丘疹、斑丘疹、荨麻疹等 | 4 | 3 | 2 | 1 |
| | | 6. **压疮** 为局部组织长期受压，发生持续缺血、缺氧、营养不良所致的皮肤损害 | 4 | 3 | 2 | 1 |
| 一般状态评估 | 56 | 7. **皮肤、黏膜出血** 瘀点、紫癜、瘀斑、血肿 | 4 | 3 | 2 | 1 |
| | | 8. **蜘蛛痣** | 4 | 3 | 2 | 1 |
| | | 9. **肝掌** | 4 | 3 | 2 | 1 |
| | | 10. **水肿** 轻度、中度、重度 | 4 | 3 | 2 | 1 |
| | | 11. **皮下结节** 应注意其大小、硬度、部位、活动度及有无压痛等 | 4 | 3 | 2 | 1 |
| | | **二、淋巴结**<br>1. **评估顺序及部位** 耳前、耳后、乳突区、枕骨下区、颈后三角、颈前三角、锁骨上窝、腋窝、滑车上、腹股沟、腘窝等 | 6 | 4 | 2 | 1 |
| | | 2. **评估内容** 触及肿大的淋巴结时应注意其大小、数目、硬度、压痛、活动度、有无粘连、局部皮肤有无红肿、瘢痕、瘘管等 | 6 | 4 | 2 | 1 |
| 操作后 | 4 | 清理用物，安置患者舒适体位 | 4 | 3 | 2 | 1 |
| 评价 | 4 | 进入角色，态度和蔼，仪表端庄、服饰整洁干净 | 4 | 3 | 2 | 1 |

# 【作业】

1.怎么鉴别出血点、皮疹、蜘蛛痣?

2.淋巴结肿大的临床意义?

3.按"一般状况及头颈部评估单",将评估内容和结果如实记录在实训报告上。

**附**

## 一般状况及头颈部评估单

体温_____℃　　　　脉搏_____/每分钟　　呼吸_____/每分钟　　血压_____/_____mmHg

一般情况：发育_____　　营养_____

　　　　　神志_____　　表情_____

　　　　　面容_____　　体位_____

　　　　　步态_____

皮肤：色泽_____　　弹性_____

　　　温度_____　　湿度_____

　　　皮疹_____　　出血_____

　　　水肿_____　　蜘蛛痣_____

　　　溃疡及疤痕_____　　毛发分布_____

淋巴结：全身淋巴结有无肿大_____

　　　　有下列淋巴结肿大_____

头部：头颅：形状_____　　大小_____　　压痛_____

　　　　　　肿块_____　　头皮_____　　其他_____

　　　头发：量_____　　色_____　　光泽_____

　　　　　　其他_____

　　　眼：眼眉_____　　睫毛_____　　眼睑_____

　　　　　结膜_____　　眼球_____　　巩膜_____

　　　耳：耳廓_____　　对光反射_____　　调节反射_____

　　　鼻：外形_____　鼻翼扇动_____　分泌物_____　鼻旁窦压痛_____

　　　口：口腔：气味_____　　流涎_____

　　　　　唇：色_____　　义齿_____　　龋齿_____　　其他_____

　　　　　齿龈：色_____　　出血_____　　齿槽溢脓_____

　　　　　舌：偏斜_____　　震颤_____　　舌苔_____　　舌乳头萎缩_____

　　　　　口腔黏膜：色____　溃疡____　出血点____　色素沉着____　斑疹____

　　　　　咽：充血_____

　　　　　扁桃体：大小_____　　颜色_____　　渗出物_____

颈部：强直_____　　对称_____　　动脉搏动_____　　静脉充盈_____

　　　气管：位置_____

　　　甲状腺：大小_____　　硬度_____　　对称_____

## 实训五 头部和颈部评估

### 【目的】

1.掌握眼、耳、口、鼻的评估方法，常见异常体征及临床意义。

2.掌握颈部血管、甲状腺、气管的评估方法，常见异常体征及临床意义。

3.熟悉颈部分区。

4.熟悉常见头颅畸形的特点和临床意义。

### 【评估】

1.了解患者的病情、意识状态、合作程度、语言沟通能力等基本情况。

2.环境评估：安静温暖舒适、光线充足，是否有屏风遮挡。

### 【计划】

1.**环境准备**　选择安静舒适、光线充足的环境。

2.**护士准备**　洗手、衣着整洁、举止端庄、态度和蔼、尊重患者。

3.**用物准备**　软尺、远视力表、近视力表、色觉表、眼底镜、手电筒、音叉、检耳镜、检鼻镜、压舌板、笔、"一般状况及头颈部评估单"。

4.**患者准备**　患者安排好后，采取舒适体位。

# 【实施】

一、头部
1. **头发** 注意头发颜色、数量、分布、质地、有无脱发
2. **头皮** 注意有无头屑、头癣、疖痈、外伤及瘢痕等
3. **头颅** 注意头颅大小、形态、压痛、有无异常运动及隆起
 （1）头颅大小及形态 头颅畸形常见以下几种：①小颅；②巨颅；③方颅
 （2）头部运动异常

二、**面部及其器官**
1. **眼** ①眼睑；②结膜；③巩膜；④角膜；⑤眼球；⑥瞳孔大小、形状、对光反射、调节与集合反射；⑦视功能评估包括视力、视野、色觉等；⑧眼底评估
2. **耳** ①外耳；②乳突；③听力
3. **鼻** ①鼻外形；②鼻翼扇动 ③鼻出血；④鼻腔黏膜；⑤鼻腔分泌物；⑥鼻窦
4. **口** ①口唇；②口腔黏膜；③牙齿；④牙龈；⑤舌；⑥咽部及扁桃体；⑦口腔气味；⑧腮腺

三、**颈部**
1. **颈部外形与活动**
2. **颈部血管** ①颈静脉怒张；②颈动脉搏动；③颈静脉搏动
3. **甲状腺** ①视诊；②触诊；③听诊

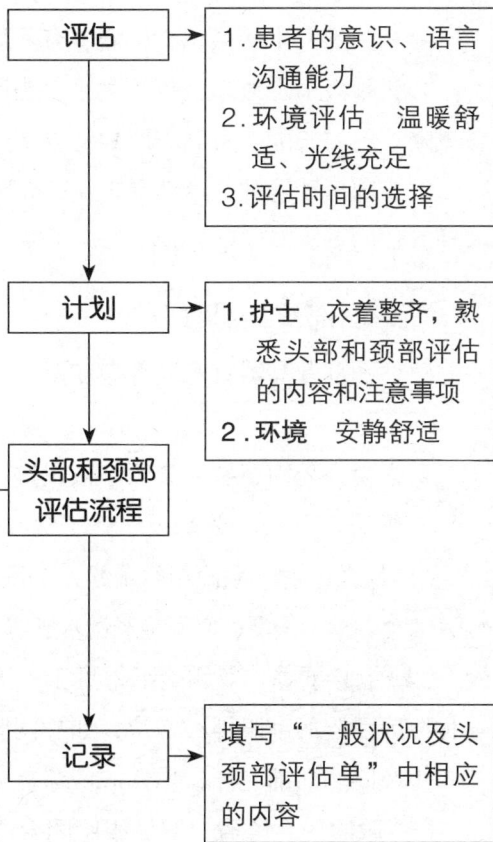

---

评估 → 
1. 患者的意识、语言沟通能力
2. 环境评估 温暖舒适、光线充足
3. 评估时间的选择

计划 → 
1. 护士 衣着整齐，熟悉头部和颈部评估的内容和注意事项
2. 环境 安静舒适

头部和颈部评估流程

记录 → 
填写"一般状况及头颈部评估单"中相应的内容

## 一、头部

### （一）头发

注意头发颜色、数量、分布、质地、有无脱发。

### （二）头皮

注意有无头屑、头癣、疖痈、外伤及瘢痕等。

### （三）头颅

注意头颅大小、形态、压痛、有无异常运动及隆起。

**1.头颅大小及形态**　头颅大小以头围来衡量，测量时以软尺自眉间绕到颅后通过枕骨粗隆一周的长度。头颅畸形常见以下几种：①小颅；②巨颅；③方颅。

**2.头部运动异常**　运动受限见于颈椎病；头部不随意颤动见于帕金森病；与颈动脉搏动一致的点头运动称Musset征，见于严重主动脉瓣关闭不全。

## 二、面部及其器官

评估面部及其器官对面部病变及某些全身性疾病的诊断具有重要意义。

### （一）眼

通常由外向内，按一定顺序依次进行。

**1.眼睑**

（1）眼睑水肿　眼睑组织疏松，轻度水肿即可在眼睑表现出来，可见于肾炎、慢性肝病、贫血、营养不良、血管神经性水肿等。水肿从眼睑、颜面开始是肾源性水肿特征之一。

（2）上睑下垂　双侧睑下垂见于先天性上睑下垂，重症肌无力；单侧上睑下垂见于各种原因引起的动眼神经麻痹，如蛛网膜下隙出血等。若一侧上睑下垂，眼球下陷，瞳孔缩小及同侧面部无汗，称Horner综合征，为该侧颈部交感神经麻痹所致。

（3）眼睑闭合障碍　双侧眼睑闭合障碍可见于甲状腺功能亢进，单侧闭合障碍见于面神经麻痹。

**2.结膜**　结膜分睑结膜、弯窿部结膜和球结膜三部分。评估时注意观察结膜有无充血、出血、苍白等。

**3.巩膜**　巩膜为不透明的瓷白色。黄疸时，以巩膜部黄染出现最早和最明显。

**4.角膜**　角膜表面有丰富的感觉神经末梢，故角膜的感觉十分灵敏。评估时采用斜照光更易观察其透明度，注意有无白斑、云翳、溃疡、软化及新生血管等。

**5.眼球**　眼球评估时应注意眼球的外形和运动：①眼球突出；②眼球下陷；③眼球运动；④眼球震颤。

**6.瞳孔**　瞳孔评估时应注意瞳孔大小、形状、双侧是否对称，同时评估对光反射、调节反射及集合反射。

（1）大小　正常人两侧瞳孔等大，成人自然光线下直径一般为3~4mm，若大于6mm为瞳孔扩大，小于2mm为瞳孔缩小。①双侧瞳孔缩小；②双侧瞳孔扩大；③双侧瞳孔大小不等；④双侧瞳孔大小不等且伴有反射减弱或消失；⑤两侧瞳孔散大伴对光反射消失。

（2）形状　正常人两侧瞳孔等圆。青光眼或眼内有肿瘤时可呈椭圆形，虹膜粘连可致形状不规则。

（3）对光反射　瞳孔对光反射分直接对光反射和间接对光反射。

评估者用手电光突然迅速照射一侧瞳孔，该侧瞳孔立即缩小，移开光源后，瞳孔迅速复原，称直接对光反射，另一侧瞳孔亦发生同样的动态变化，称间接对光反射。评估间接对光反射时，为避免光线照射被评估眼，应以一手置于两眼之间加以遮挡。瞳孔对光反射迟钝或消失，可见于昏迷、危重、临终病人。

（4）调节与集合反射　嘱评估对象注视1m目标，然后目标迅速移近眼球约10cm处。正常人瞳孔立即缩小，称调节反射；同时双侧眼球内聚，称集合反射。甲状腺功能亢进时集合反射减弱；动眼神经功能受损时，调节和集合反射均消失。

**7.视功能评估**　包括视力、视野、色觉等。

（1）视力　常用国际标准视力表评估。常用的有两种①远距离视力表，在距视力表5m处，能看清"1.0"行视标者为正常视力；②近距离视力表，在距视力表33cm处，能看清"1.0"行视标者为正常视力。评估视力时，应遮盖未评估眼。若不能在1m处看见视力表上最大一行视标，则评估其能否数清手指或判断手动。若仍不能，则可用手电筒直接照射眼球，询问有无光感。

（2）视野　指眼球向正前方凝视不动所见的空间范围，为黄斑中心凹以外的视力。可采用手试对比评估法粗略测定。

（3）色觉　异常可分为色弱（对某种颜色的识别能力降低）和色盲（对某种颜色的识别能力完全丧失）两种。

**8.眼底评估**　眼底评估需借助眼底镜。重点观察视神经乳头、眼底血管、黄斑区、视网膜颜色以及有无水肿、出血等。

（二）耳

**1.外耳**　注意耳廓有无畸形、外耳道是否通畅，有无分泌物或异物。

**2.乳突**　乳突与中耳道相通，其内为大小不等的骨松质小房。

**3.听力**

（1）粗略法　在安静室内嘱评估对象闭目坐于椅上，用手指堵塞非受检耳道，评估者立于背后，手持机械手表从1m以外逐渐移向被评估侧耳部，嘱评估对象听到声音立即示意。同法评估另一侧耳。比较两耳的检测结果并与评估者的听力比较。听力正常时，约在1m处即可听到机械表声。

（2）精细法　使用规定频率的音叉或电测听器进行的测试，对明确诊断更有价值。听力减退见于外耳道耵聍或异物、听神经损害、中耳炎、局部或全身血管硬化等。

## （三）鼻

**1.鼻外形**　注意皮肤颜色及外形有无改变。

**2.鼻翼扇动**　吸气时鼻孔扩大，呼气时回缩，称鼻翼扇动，提示呼吸困难。

**3.鼻出血**　单侧鼻出血多见，可见于外伤、鼻腔感染、局部血管损伤、鼻咽癌等。双侧出血多因全身性疾病所致，如血液系统疾病、高血压、流行性出血热、肝硬化、维生素C或K缺乏等。

**4.鼻腔黏膜**　鼻腔黏膜充血肿胀伴黏液性分泌物者，见于急性鼻炎；慢性黏膜组织肥厚，见于慢性鼻炎；黏膜萎缩、鼻腔分泌物减少、鼻甲缩小，鼻腔增大，见于慢性萎缩性鼻炎。

**5.鼻腔分泌物**　鼻腔黏膜受到各种刺激时可致分泌物增多。清稀无色的分泌物为卡他性炎症，黏稠发黄的脓性分泌物为鼻或鼻窦化脓性炎症。

**6.鼻窦**　鼻窦共四对（图5-1），均有窦口与鼻腔相通，引流不畅时易发生鼻窦炎，表现为鼻塞、流涕、头痛和鼻窦压痛。

（1）评估上颌窦　双手拇指置于鼻侧颧骨下缘向后向上按压，其余4指固定在两侧耳后。

（2）评估额窦　评估者双手拇指置于眉骨内下缘，用力向后向上按压，其余4指固定在头颅颞侧作为支点。

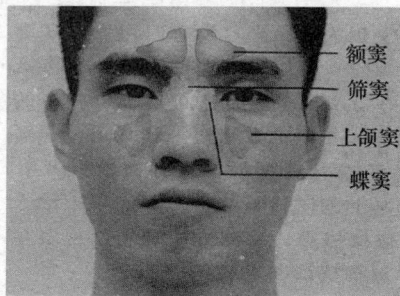

图5-1　鼻窦

（3）评估筛窦　双侧拇指分置于鼻根部与眼内眦之间向后按压，其余4指固定在两侧耳后。蝶窦在体表不能评估。

## （四）口

从外向内依次进行。

**1.口唇**　注意口唇颜色，有无干裂、疱疹及口角糜烂等。

**2.口腔黏膜**　正常口腔黏膜光洁呈粉红色。

**3.牙齿**　注意牙齿颜色，有无龋齿、缺齿、义齿或残根等。

**4.牙龈**　注意牙龈颜色，有无肿胀、溢脓及出血等。

**5.舌**　注意观察舌质颜色、舌苔厚薄、舌体大小及舌的运动状态等。舌的异常表现有：①胖大舌；②镜面舌；③草莓舌；④干燥舌；⑤毛舌；⑥伸舌偏斜。

**6.咽部及扁桃体**

（1）咽部分为鼻咽、口咽及喉咽三部分，口咽部为评估重点。

（2）扁桃体肿大分为三度　不超过咽腭弓者为Ⅰ度；超过咽腭弓，但未达咽后壁中线者为Ⅱ度；达到或超过咽后壁中线者为Ⅲ度。

**7.口腔气味**　健康人口腔无特殊气味。口腔若有特殊气味，称为口臭，见于牙龈炎、牙周炎、龋齿、消化不良等。糖尿病酮症酸中毒者有烂苹果味；有机磷农药中毒者可有大蒜味；尿毒症者有尿味；肝性脑病病人可有肝臭味。

**8.腮腺**　注意腮腺有无肿大，导管开口有无红肿及分泌物。

## 三、颈部

（一）颈部外形与活动

正常人颈部直立，两侧对称，活动自如。颈向前倾，甚至头不能抬起，见于重度消耗性疾病晚期、重症肌无力等。颈偏向一侧称斜颈，见于先天性颈肌挛缩或颈外伤。颈部活动受限伴疼痛，见于颈椎病变、软组织炎症、颈肌扭伤等。颈强直为脑膜刺激征之一，见于脑膜炎、蛛网膜下隙出血等。

（二）颈部血管

**1.颈静脉怒张**　正常人立位或坐位时，颈外静脉不显露，平卧时稍见充盈，仅限于锁骨上缘至下颌角距离的下2/3内。若取45°角半卧位，颈静脉充盈超过正常水平，或坐位、立位时见颈静脉充盈明显，称为颈静脉怒张，提示静脉压增高，见于右心衰竭、心包积液、缩窄性心包炎、上腔静脉阻塞综合征等。

**2.颈动脉搏动**　正常人静息状态下看不见颈动脉搏动，但可触及明显搏动。触诊颈动脉搏动消失，是判断心搏骤停诊断的重要指标之一。如在静息状态下看见明显的颈动脉搏动，提示脉压增大。见于高血压、主动脉瓣关闭不全、甲状腺功能亢进、严重贫血等。

**3.颈静脉搏动**　正常情况下不会出现颈静脉搏动，三尖瓣关闭不全伴颈静脉怒张时，可见颈静脉搏动。

（三）甲状腺

甲状腺位于甲状软骨下方，正常人甲状腺外观，表面光滑、柔软不易触及，女性在青春期可略大，属正常现象，在做吞咽动作时可随吞咽上下移动。凡能看到或能触及甲状腺均提示甲状腺肿大。甲状腺评估按视、触、听诊的顺序进行。

**1.视诊**　评估对象取坐位，头稍后仰，做吞咽动作，观察甲状腺有无肿大及是否对称。

**2. 触诊** 如图5-2所示，①用后面触诊法时，评估者位于评估对象背后，双手拇指置于评估对象颈部，评估右叶时，左手示指及中指将甲状腺轻推至右侧，用右手示、中、无名指触甲状腺。换手同法评估左侧。②用前面触诊法时，位于评估对象前面，评估者左手拇指置于甲状软骨下气管右侧向左轻推右叶，左手三指触摸甲状腺右叶。换手同法评估左叶。

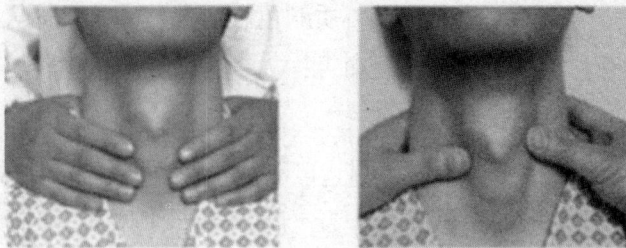

图5-2 甲状腺触诊法

如评估甲状腺时，触及肿物，欲判断是否为甲状腺肿大，一定要嘱评估对象做吞咽动作，如为甲状腺肿大，则肿物可随吞咽动作上下移动。应注意肿大的程度、质地、表面是否光滑、有无震颤及压痛。

甲状腺肿大分为三度：Ⅰ度：看不到但能触及者；Ⅱ度：能看到又能触及，但在胸锁乳突肌以内者；Ⅲ度：为超过胸锁乳突肌外缘者。

**3. 听诊** 当触及肿大的甲状腺时，用钟型听诊器直接放于肿大的甲状腺上听诊。甲状腺功能亢进时，可闻及连续性血管杂音，是甲状腺功能亢进特征性改变之一。

## 【注意事项】

1. 评估扁桃体时嘱被评估者发"啊"音时用压舌板压住舌前2/3与后1/3交界处，评估速度要快，避免被评估者出现恶心。

2. 触诊甲状腺时动作要轻柔，同时要嘱被检者做吞咽动作，随吞咽上下移动的才是甲状腺。

3. 评估鼻窦和乳突压痛时，用力要适度。

4. 翻转上眼睑时，按照动作要领，动作要轻柔。

5. 评估气管位置时，姿势要端正、准确。

## 【考核标准】

头部和颈部评估考核标准

| 项目 | 总分 | 具体要求 | 评分标准 | | | |
|---|---|---|---|---|---|---|
| 评估 | 9 | 1. 患者的病情、意识状态、合作程度、语言沟通能力等 | 3 | 2 | 1 | 0 |
| | | 2. 环境评估：温暖舒适、光线充足，屏风遮挡 | 3 | 2 | 1 | 0 |
| | | 3. 头部和颈部评估时间的选择 | 3 | 2 | 1 | 0 |

续表

| 项目 | 总分 | 具体要求 | 评分标准 | | | |
|---|---|---|---|---|---|---|
| 操作前准备 | 15 | **用物准备：**齐全 | 3 | 2 | 1 | 0 |
| | | **护士准备：** 1. 头部和颈部评估内容及评估时注意事项（提问）参阅患者相关的资料及对患者所患疾病有无了解（提问） 2. 衣着整洁、举止端庄、态度和蔼、尊重理解同情患者及家属 | 3 | 2 | 1 | 0 |
| | | **评估时间：**在患者一切入院事项均安排妥当，且患者比较方便时 | 3 | 2 | 1 | 0 |
| | | **环境安排：**环境安静、适合患者病情需要，评估不受干扰、利于保护患者隐私 | 3 | 2 | 1 | 0 |
| | | **患者准备：**护士提前告知患者评估的事情，患者做好评估前的准备工作 | 3 | 2 | 1 | 0 |
| 头部和颈部评估 | 71 | **头部评估** | | | | |
| | | 　1. 头发　注意头发颜色、数量、分布、质地、有无脱发 | 2 | 1 | 0 | 0 |
| | | 　2. 头皮　注意有无头屑、头癣、疖痈、外伤及瘢痕等 | 2 | 1 | 0 | 0 |
| | | 　3. 头颅　（1）头颅大小及形态 | 2 | 1 | 0 | 0 |
| | | 　　　　　（2）头部有无运动异常 | 2 | 1 | 0 | 0 |
| | | **面部及其器官——眼评估** | | | | |
| | | 　1. 眼睑　正常或是否有①眼睑水肿；②上睑下垂；③眼睑闭合障碍 | 2 | 1 | 0 | 0 |
| | | 　2. 结膜　注意观察结膜有无充血、出血、苍白等 | 2 | 1 | 0 | 0 |
| | | 　3. 巩膜　为不透明的瓷白色。黄疸时，以巩膜部黄染出现最早和最明显。 | 2 | 1 | 0 | 0 |
| | | 　4. 角膜　注意有无白斑、云翳、溃疡、软化及新生血管等 | 2 | 1 | 0 | 0 |
| | | 　5. 眼球　评估时应注意眼球的外形和运动。有无①眼球突出；②眼球下陷；③眼球运动；④眼球震颤 | 2 | 1 | 0 | 0 |
| | | 　6. 瞳孔　评估时应注意瞳孔大小、形状、双侧是否对称，同时评估对光反射、调节反射及集合反射 | 2 | 1 | 0 | 0 |
| | | 　7. 视功能评估　包括视力、视野、色觉等 | 2 | 1 | 0 | 0 |
| | | 　8. 眼底评估　重点观察视神经乳头、眼底血管、黄斑区、视网膜颜色以及有无水肿、出血等 | 2 | 1 | 0 | 0 |
| | | **面部及其器官——耳评估** | | | | |
| | | 　1. 外耳　注意耳廓有无畸形、外耳道是否通畅，有无分泌物或异物 | 2 | 1 | 0 | 0 |
| | | 　2. 乳突　乳突与中耳道相通，其内为大小不等的骨松质小房 | 2 | 1 | 0 | 0 |
| | | 　3. 听力　①粗略法；②精细法 | 2 | 1 | 0 | 0 |
| | | **面部及其器官——鼻评估** | | | | |
| | | 　1. 鼻外形　注意皮肤颜色及外形有无改变 | 2 | 1 | 0 | 0 |
| | | 　2. 鼻翼扇动　吸气时鼻孔扩大，呼气时回缩，称鼻翼扇动，提示呼吸困难 | 2 | 1 | 0 | 0 |
| | | 　3. 鼻出血　单侧鼻出血多见；双侧出血多 | 2 | 1 | 0 | 0 |
| | | 　4. 鼻腔黏膜　鼻腔黏膜充血肿胀伴黏液性分泌物者；慢性黏膜组织肥厚；黏膜萎缩、鼻腔分泌物减少、鼻甲缩小，鼻腔增大 | 2 | 1 | 0 | 0 |
| | | 　5. 鼻腔分泌物　清稀无色的分泌物；黏稠发黄的脓性分泌物 | 2 | 1 | 0 | 0 |
| | | 　6. 鼻窦　鼻窦共四对，均有窦口与鼻腔相通 | 3 | 2 | 1 | 0 |
| | | 　　（1）评估上颌窦：双手拇指置于鼻侧颧骨下缘向后向上按压，其余4指固定在两侧耳后 | | | | |

续表

| 项目 | 总分 | 具体要求 | 评分标准 | | | |
|------|------|---------|---------|---|---|---|
| 头部和颈部评估 | 71 | （2）评估额窦：评估者双手拇指置于眉骨内下缘，用力向后向上按压，其余4指固定在头颅颞侧作为支点 | | | | |
| | | （3）评估筛窦：双侧拇指分置于鼻根部与眼内眦之间向后按压，其余4指固定在两侧耳后。蝶窦在体表不能评估 | | | | |
| | | **面部及其器官——口评估：从外向内依次进行** | | | | |
| | | 1. 口唇　注意口唇颜色，有无干裂、疱疹及口角糜烂等 | 2 | 1 | 0 | 0 |
| | | 2. 口腔黏膜　正常口腔黏膜光洁呈粉红色 | 2 | 1 | 0 | 0 |
| | | 3. 牙齿　评估时注意牙齿颜色，有无龋齿、缺齿、义齿或残根等 | 2 | 1 | 0 | 0 |
| | | 4. 牙龈　注意牙龈颜色，有无肿胀、溢脓及出血等 | 2 | 1 | 0 | 0 |
| | | 5. 舌　注意观察舌质颜色、舌苔厚薄、舌体大小及舌的运动状态等。舌的异常表现有：①胖大舌；②镜面舌；③草莓舌；④干燥舌；⑤毛舌；⑥伸舌偏斜 | 2 | 1 | 0 | 0 |
| | | 6. 咽部及扁桃体 | | | | |
| | | （1）咽部分为鼻咽、口咽及喉咽三部分，口咽部为评估重点 | 2 | 1 | 0 | 0 |
| | | （2）扁桃体肿大分为三度：不超过咽腭弓者为Ⅰ度；超过咽腭弓，但未达咽后壁中线者为Ⅱ度；达到或超过咽后壁中线者为Ⅲ度。（学生口头描述） | 2 | 1 | 0 | 0 |
| | | 7. 口腔气味　健康人口腔无特殊气味。口腔若有特殊气味，称为口臭 | 2 | 1 | 0 | 0 |
| | | 8. 腮腺　注意腮腺有无肿大，导管开口有无红肿及分泌物 | 2 | 1 | 0 | 0 |
| | | **颈部评估** | | | | |
| | | 1. 颈部外形与活动 | 2 | 1 | 0 | 0 |
| | | 2. 颈部血管　①颈静脉怒张　②颈动脉搏动　③颈静脉搏动 | 2 | 1 | 0 | 0 |
| | | 3. 甲状腺 | | | | |
| | | （1）视诊　评估对象取坐位，头稍后仰，做吞咽动作，观察甲状腺有无肿大及是否对称 | 2 | 1 | 0 | 0 |
| | | （2）触诊　①用后面触诊法；②用前面触诊法　甲状腺肿大分为三度：Ⅰ度：看不到但能触及者；Ⅱ度：能看到又能触及，但在胸锁乳突肌以内者；Ⅲ度：为超过胸锁乳突肌外缘者 | 2 | 1 | 0 | 0 |
| | | （3）听诊当触及肿大的甲状腺时，用钟型听诊器直接放于肿大的甲状腺上听诊 | 2 | 1 | 0 | 0 |
| 操作后评价 | 2 | 清理用物，安置患者舒适体位 | 2 | 1 | 0 | 0 |
| | 3 | 进入角色，态度和蔼，仪表端庄、服饰整洁干净 | 3 | 2 | 1 | 0 |

# 【作业】

1. 甲状腺肿大分几度？常见原因有哪些？

2. 头颅畸形常见有几种？

3. 按头部和颈部评估流程的格式及内容，将评估内容和结果如实记录在"一般状况及头颈部评估单"上。

**附**

## 一般状况及头颈部评估单

体温＿＿＿℃　　脉搏＿＿＿/每分钟　　呼吸＿＿＿/每分钟　　血压＿＿＿/＿＿＿mmHg

一般情况：发育＿＿＿＿＿＿＿＿＿＿＿　　　营养＿＿＿＿＿＿＿＿＿＿＿＿＿

　　　　　　神志＿＿＿＿＿＿＿＿＿＿＿　　　表情＿＿＿＿＿＿＿＿＿＿＿＿＿

　　　　　　面容＿＿＿＿＿＿＿＿＿＿＿　　　体位＿＿＿＿＿＿＿＿＿＿＿＿＿

　　　　　　步态＿＿＿＿＿＿＿＿＿＿＿＿＿＿＿＿＿＿＿＿＿＿＿＿＿＿＿＿＿

皮肤：色泽＿＿＿＿＿＿＿＿＿＿＿　　　　弹性＿＿＿＿＿＿＿＿＿＿＿＿＿

　　　温度＿＿＿＿＿＿＿＿＿＿＿　　　　湿度＿＿＿＿＿＿＿＿＿＿＿＿＿

　　　皮疹＿＿＿＿＿＿＿＿＿＿＿　　　　出血＿＿＿＿＿＿＿＿＿＿＿＿＿

　　　水肿＿＿＿＿＿＿＿＿＿＿＿　　　　蜘蛛痣＿＿＿＿＿＿＿＿＿＿＿＿

　　　溃疡及疤痕＿＿＿＿＿＿＿＿　　　　毛发分布＿＿＿＿＿＿＿＿＿＿＿

淋巴结：全身淋巴结有无肿大＿＿＿＿＿＿＿＿＿＿＿＿＿＿＿＿＿＿＿＿＿＿

　　　　有下列淋巴结肿大＿＿＿＿＿＿＿＿＿＿＿＿＿＿＿＿＿＿＿＿＿＿＿

头部：头颅：形状＿＿＿＿＿＿＿　　大小＿＿＿＿＿＿＿　　压痛＿＿＿＿＿＿＿

　　　　　　肿块＿＿＿＿＿＿＿　　头皮＿＿＿＿＿＿＿　　其他＿＿＿＿＿＿＿

　　　头发：量＿＿＿＿＿＿＿　　色＿＿＿＿＿＿＿　　光泽＿＿＿＿＿＿＿

　　　　　　其他＿＿＿＿＿＿＿＿＿＿＿＿＿＿＿＿＿＿＿＿＿＿＿＿＿＿＿

　　　眼：眼眉＿＿＿＿＿＿＿　　睫毛＿＿＿＿＿＿＿　　眼睑＿＿＿＿＿＿＿

　　　　　结膜＿＿＿＿＿＿＿　　眼球＿＿＿＿＿＿＿　　巩膜＿＿＿＿＿＿＿

　　　耳：耳廓＿＿＿＿＿＿＿　　对光反射＿＿＿＿＿＿　　调节反射＿＿＿＿＿＿

　　　鼻：外形＿＿＿＿＿　鼻翼扇动＿＿＿＿＿　分泌物＿＿＿＿＿　鼻旁窦压痛＿＿＿＿＿

　　　口：口腔：气味＿＿＿＿＿＿＿＿＿＿＿＿＿　　流涎＿＿＿＿＿＿＿＿＿＿

　　　　　唇：色＿＿＿＿＿＿　　义齿＿＿＿＿＿＿　　龋齿＿＿＿＿＿＿　　其他＿＿＿＿＿＿

　　　　　齿龈：色＿＿＿＿＿＿＿　　出血＿＿＿＿＿＿＿　　齿槽溢脓＿＿＿＿＿＿

　　　　　舌：偏斜＿＿＿＿＿　震颤＿＿＿＿＿　舌苔＿＿＿＿＿　舌乳头萎缩＿＿＿＿＿

　　　　　口腔黏膜：色＿＿＿＿＿＿＿　　溃疡＿＿＿＿＿＿＿　　出血点＿＿＿＿＿＿＿

　　　　　　　　　　色素沉着＿＿＿＿＿＿＿　　斑疹＿＿＿＿＿＿＿

　　　　　咽：充血＿＿＿＿＿＿＿＿＿＿＿＿＿＿＿＿＿＿＿＿＿＿＿＿＿＿＿

　　　　　扁桃体：大小＿＿＿＿＿＿＿　　颜色＿＿＿＿＿＿＿　　渗出物＿＿＿＿＿＿＿

颈部：强直＿＿＿＿＿　对称＿＿＿＿＿＿　　动脉搏动＿＿＿＿＿＿　　**静脉充盈**＿＿＿＿＿＿

　　　气管：位置＿＿＿＿＿＿＿＿＿＿＿＿＿＿＿＿＿＿＿＿＿＿＿＿＿＿＿＿

　　　甲状腺：大小＿＿＿＿＿＿＿　　硬度＿＿＿＿＿＿＿　　对称＿＿＿＿＿＿＿

## 实训六 胸廓、肺脏、胸膜的评估

### 【目的】

1.熟悉胸部体表标志。

2.掌握胸壁、胸廓、乳房、肺部的评估方法和正常体征。

3.通过智能化心肺评估和腹部评估教学系统，掌握常见的肺部异常听诊音。

4.掌握肺脏常见的体征及临床意义。

### 【评估】

1.患者的病情、意识状态、语言沟通能力等基本情况评估。

2.环境评估：是否安静舒适、光线充足、屏风遮挡。

### 【计划】

1.**环境准备** 患者入院安排好后，选择安静舒适的环境。

2.**护士准备** 衣着整洁、举止端庄、态度和蔼，能尊重患者、理解同情有疾苦的评估对象。熟悉胸廓、肺脏、胸膜的评估内容及注意事项。

3.**用物准备** 听诊器、智能化心肺评估和腹部评估教学系统、直尺、诊查床。

4.**患者准备** 舒适体位。

# 【实施】

胸廓、肺脏、胸膜的评估流程

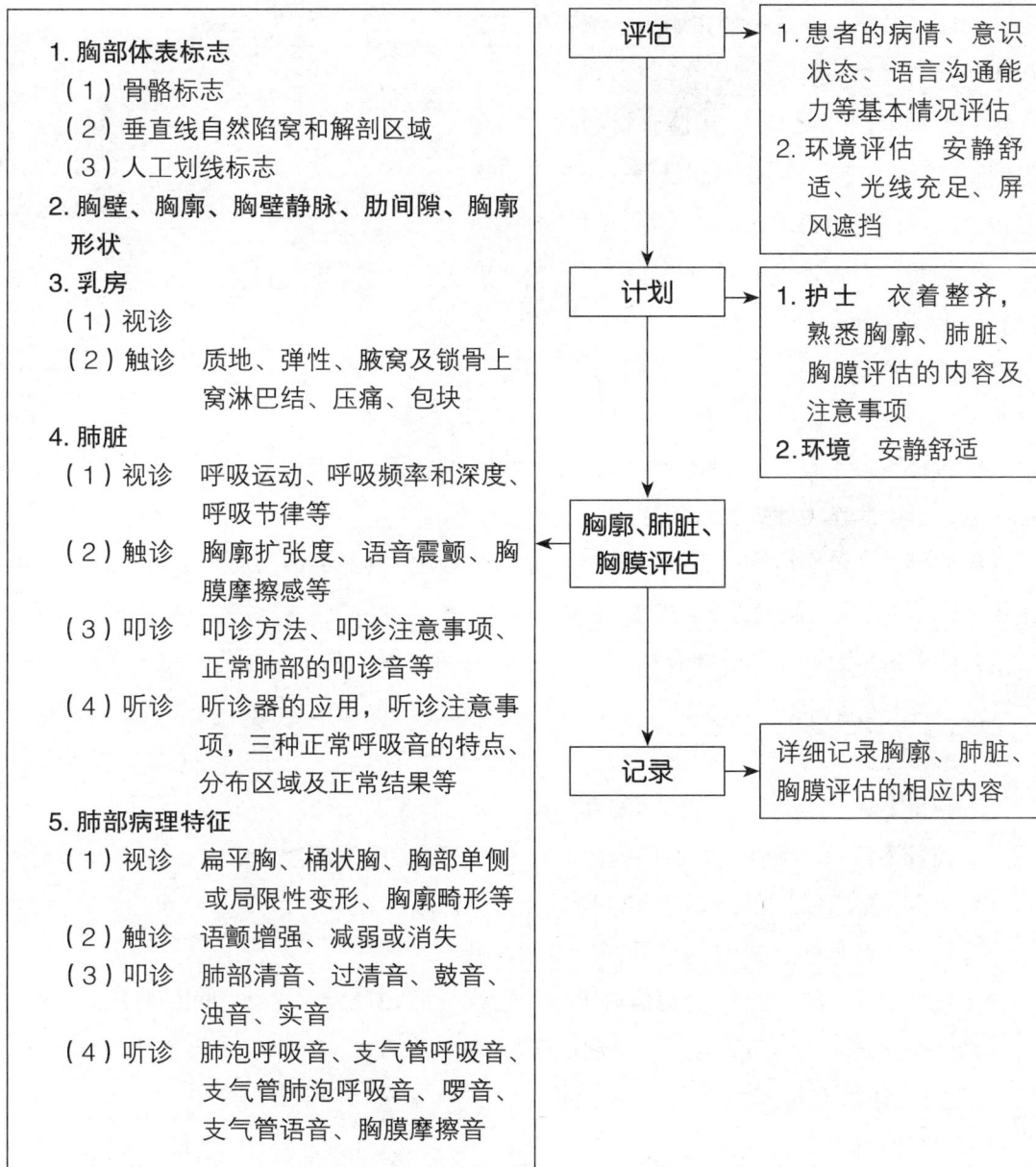

1. 胸部体表标志
  （1）骨骼标志
  （2）垂直线自然陷窝和解剖区域
  （3）人工划线标志
2. 胸壁、胸廓、胸壁静脉、肋间隙、胸廓形状
3. 乳房
  （1）视诊
  （2）触诊　质地、弹性、腋窝及锁骨上窝淋巴结、压痛、包块
4. 肺脏
  （1）视诊　呼吸运动、呼吸频率和深度、呼吸节律等
  （2）触诊　胸廓扩张度、语音震颤、胸膜摩擦感等
  （3）叩诊　叩诊方法、叩诊注意事项、正常肺部的叩诊音等
  （4）听诊　听诊器的应用，听诊注意事项，三种正常呼吸音的特点、分布区域及正常结果等
5. 肺部病理特征
  （1）视诊　扁平胸、桶状胸、胸部单侧或局限性变形、胸廓畸形等
  （2）触诊　语颤增强、减弱或消失
  （3）叩诊　肺部清音、过清音、鼓音、浊音、实音
  （4）听诊　肺泡呼吸音、支气管呼吸音、支气管肺泡呼吸音、啰音、支气管语音、胸膜摩擦音

评估 →
1. 患者的病情、意识状态、语言沟通能力等基本情况评估
2. 环境评估　安静舒适、光线充足、屏风遮挡

计划 →
1. 护士　衣着整齐，熟悉胸廓、肺脏、胸膜评估的内容及注意事项
2. 环境　安静舒适

胸廓、肺脏、胸膜评估

记录 →
详细记录胸廓、肺脏、胸膜评估的相应内容

## 一、胸部的体表标志

胸部体表标志包括骨骼标志、自然陷窝、人工划线和分区，熟悉这些标志，有助于标记或描述胸腔脏器的位置和轮廓，以及异常体征的位置和范围（图6-1）。

### （一）骨骼标志

**1.胸骨** 位于前胸壁的正中，由胸骨柄、胸骨体和剑突三部分组成。

**2.胸骨角（Louis角）** 由胸骨柄与胸骨体交界处向前突起而成。其两侧分别与左、右第2肋软骨相连，为前胸壁计数肋骨和肋间隙的重要标志。

**3.剑突** 为胸骨体下端的突出部分，呈三角形，其底部与胸骨体相连。

**4.腹上角** 由两侧肋弓下缘在胸骨下端汇合处所形成的夹角，又称胸骨下角。

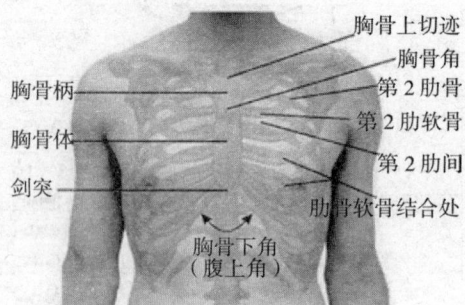

图6-1 胸廓的骨骼结构正面观

**5.脊柱棘突** 为后正中线的标志。位于颈根部的第七颈椎棘突最为突出，其下为胸椎起点，可以此作为计数胸椎的标志。

**6.肩胛骨** 位于后胸壁脊柱两侧第2~8肋骨之间，其最下端为肩胛下角。肩胛下角平第7肋间隙，为后胸壁计数肋骨的重要标志。

**7.肋脊角** 为第12肋骨与脊柱构成的夹角。其前方为肾脏和输尿管上端所在的区域。

### （二）自然陷窝和解剖区域

**1.胸骨上窝** 为胸骨柄上方的凹陷部，气管位于其后。

**2.锁骨上窝** 为锁骨上方的凹陷部，相当于两肺尖的上部。

**3.锁骨下窝** 为锁骨下方的凹陷部，相当于两肺尖的下部。

**4.腋窝（左、右）** 为上肢内侧与胸壁相连的凹陷部。

**5.肩胛上区（左、右）** 为肩胛冈以上的区域。

**6.肩胛下区（左、右）** 为两肩胛下角的连线与第12胸椎水平线之间的区域。

**7.肩胛间区** 为两肩胛骨内缘之间的区域。

### （三）人工划线标志

人工划线标志见图6-2。

**1.前正中线** 即胸骨中线，为通过胸骨正中的垂直线。

**2.锁骨中线（左、右）** 为通过锁骨肩峰端与锁骨胸骨端的中点的垂直线。

**3.腋前线** 为通过腋窝前皱襞沿前侧胸壁向下的垂直线。

**4.腋后线（左、右）** 为通过腋窝后皱襞沿后侧胸壁向下的垂直线。

**5.腋中线**　为自腋窝顶端于腋前线和腋后线之间向下的垂直线。

**6.后正中线**　为通过椎骨棘突或沿脊柱正中下行的垂直线。

**7.肩胛线（左、右）**　为上肢自然下垂时，通过肩胛下角所作的垂直线。

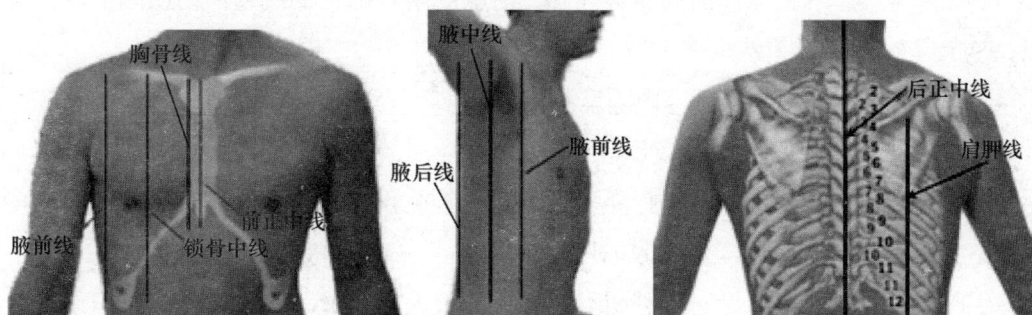

图6-2　胸廓的人工划线标志（正面、侧面、背面观）

## 二、胸壁、胸廓和乳房评估

评估胸壁、胸廓和乳房时，要求照明良好，被评估者采取坐位或仰卧位，尽量暴露胸廓。评估方法主要采用视诊和触诊，先评估前胸部，再评估侧胸部和背部，并注意前后、左右相应部位的对比。

（一）胸壁

**1.胸壁静脉**　正常胸壁静脉多无明显显露。当上腔、下腔静脉回流受阻时可见胸壁静脉充盈或曲张。

**2.皮下气肿**　气体积存于胸部皮下组织时称为皮下气肿。用手按压皮下气肿的皮肤有握雪感，听诊可闻及类似捻发的声音。皮下气肿多由自发性气胸、胸部外伤、纵隔气肿、产气杆菌感染等引起。

**3.胸壁压痛**　正常胸壁无压痛。肋间神经炎、肋软骨炎、胸壁软组织炎症、肋骨骨折等，局部胸壁可有压痛。急性白血病病人常有胸骨下端压痛或叩击痛。

（二）胸廓

正常胸廓呈椭圆形，两侧基本对称。成年人胸廓的前后径与左右径比例约为2:3。小儿和老年人前后径略小于或等于左右径，呈圆柱形。

**1.桶状胸**　胸廓前后径增大与左右径相等甚至超过左右径，呈圆桶状。可见于老年人或矮胖体型者，也可见于肺气肿或哮喘发作期。

**2.扁平胸**　胸廓前后径不及左右径的一半，呈扁平状。可见于瘦长体型者，亦可见于慢性消耗性疾病，如肺结核、肿瘤晚期等。

**3.佝偻病胸**　为佝偻病所致的胸廓改变，多见于儿童。常表现如下。

（1）鸡胸 胸骨下部显著前凸，胸廓前侧壁肋骨凹陷，胸廓的上下径较短，前后径略长于左右径，形似鸡的胸廓。

（2）佝偻病串珠 为前胸部各肋软骨与肋骨交界处的串珠状隆起。

（3）肋膈沟 为下胸部前面的肋骨外翻，沿膈肌附着部位的胸壁向内凹陷形成的沟状带。

（4）漏斗胸 胸骨剑突处显著内陷呈漏斗状。

**4.胸廓单侧或局部变形**

（1）胸廓单侧变形 胸廓一侧膨隆多见于大量胸腔积液、气胸等。胸廓一侧凹陷多见于肺不张、肺纤维化及广泛性胸膜增厚、粘连等。

（2）胸廓局部隆起 多见于心脏明显增大、心包大量积液、主动脉瘤、胸内或胸壁肿瘤、肋软骨炎和肋骨骨折等。

**5.脊柱畸形** 脊柱结核、肿瘤、外伤时，均可导致脊柱畸形如前凸、后凸或侧凸，使胸廓两侧不对称，肋间隙增宽或变窄，严重者可影响呼吸、循环功能。

**（三）乳房**

正常儿童及成年男性乳房不明显，乳头位置较固定，大约位于锁骨中线第4肋间隙。正常女性乳房在青春期逐渐增大，呈半球形，乳头呈圆柱状。乳房评估时，光线应充足，被评估者取坐位或仰卧位，充分暴露前胸部。评估者按视诊、触诊顺序依次评估乳房及引流乳房部位的淋巴结。

**1.视诊** 正常两侧乳房基本对称，两侧乳头在同一水平。评估时注意两侧乳房、乳头的对称性和乳房皮肤的改变等。一侧乳房明显增大见于先天畸形、乳房炎症、肿瘤等；乳头近期内发生内陷或位置偏移，为癌变的征象；乳房皮肤发红、肿胀伴疼痛、发热，见于急性乳腺炎；乳腺癌病人由于癌细胞阻塞乳腺浅表淋巴管，使乳房表皮水肿，毛囊和毛囊孔明显下陷，皮肤呈"橘皮样变"。

**2.触诊** 为便于描述和记录，触诊时以乳头为中心作一水平线和垂直线，将乳房分为内上、内下、外上、外下4个象限。被评估者多取坐位，先双臂下垂，然后双臂高举超过头部或双手叉腰接受评估。先评估健侧乳房再评估患侧。评估者的手指和手掌并拢平置在乳房上，轻轻向胸壁按压，以旋转滑动的方式进行触诊，不可用手指将乳房提起来触摸。评估左侧乳房时由外上象限开始，按顺时针方向由浅入深触诊4个象限，最后触诊乳头。以同样的方法触诊右侧乳房，但沿逆时针方向进行。触诊乳房时须注意以下几个方面。

（1）质地与弹性 正常乳房柔软有弹性。老年女性及哺乳期可呈结节样感，月经期有紧张感。乳房硬度增加、弹性消失，提示皮下组织被炎症或新生物所浸润。

（2）压痛　乳房局部压痛提示炎症存在，而恶性病变则很少出现压痛。

（3）包块　发现乳房包块时，应注意其部位、大小、外形、硬度、压痛和活动度。良性肿块外形多规则，表面光滑，质地柔软或囊性感，活动度较大；炎性包块压痛明显，较固定；恶性肿瘤包块表面和边缘凸凹不平、坚硬、固定，压痛不明显。

触诊乳房后，还应仔细触诊腋窝、锁骨上窝和颈部的淋巴结有否肿大及其他异常情况。此处常为乳房炎症或恶性肿瘤扩展和转移之所在。

### 三、肺和胸膜评估

评估肺和胸膜时，要求环境温暖、安静、照明良好。被评估者可取坐位或卧位，充分暴露胸部。评估者按视诊、触诊、叩诊、听诊的顺序依次评估前胸、侧胸及背部，并注意左右对称部位的比较。

（一）视诊

**1.呼吸运动**　正常的呼吸运动是稳定而有规律。呼吸运动是通过膈和肋间肌的收缩和舒张来完成的。以膈肌运动为主的呼吸称腹式呼吸；以肋间肌运动为主的呼吸称胸式呼吸。成年男性及儿童以腹式呼吸为主，成年女性以胸式呼吸为主。某些疾病可使呼吸运动发生改变。肺炎、胸膜炎或肋骨骨折时，胸式呼吸减弱而腹式呼吸增强；大量腹水、巨大卵巢囊肿、肝脾极度肿大及妊娠晚期，腹式呼吸减弱而胸式呼吸增强。

**2.呼吸频率和深度**　正常成人静息状态下，呼吸频率为12~20次/分，呼吸与脉搏的比例约为1∶4。新生儿的呼吸频率约为44次/分，随着年龄的增长而逐渐减慢。

（1）呼吸过速　指呼吸频率超过20次/分。见于剧烈运动、发热、贫血、甲状腺功能亢进症及心力衰竭等。体温每上升1℃，呼吸频率约增加4次/分。

（2）呼吸过缓　指呼吸频率低于12次/分。见于颅内高压、麻醉剂或镇静剂过量等。

（3）呼吸深度变化　呼吸浅快，见于呼吸肌麻痹、肺炎、胸膜炎及大量腹水等。呼吸深快，见于剧烈运动、情绪激动或过度紧张。代谢性酸中毒时，可见到节律均匀、深而慢的呼吸，称为酸中毒大呼吸（Kussmaul呼吸）。

**3.呼吸节律**　正常人静息状态下，呼吸节律均匀而整齐。病理状态下，可出现呼吸节律的改变。

（1）潮式呼吸　又称Cheyne-Stokes呼吸。表现为呼吸由浅慢逐渐变为深快，然后再由深快转为浅慢，随之出现一段呼吸暂停，又开始如上变化的周期性呼吸。

（2）间停呼吸　又称Biots呼吸。表现为规律呼吸几次后，突然停止一段时间，又开始呼吸，周而复始。

以上两种呼吸的产生是由于呼吸中枢兴奋性降低，使调节呼吸的反馈系统失常所致。多见于脑炎、脑膜炎、脑干损伤、颅内高压及某些中毒（如糖尿病酮中毒、巴比妥中毒）等。间停呼吸更为严重，常在临终前出现，提示预后不良。

（3）抑制性呼吸　因胸部发生剧烈疼痛致吸气突然中断，呼吸运动短暂地突然受到抑制，患者表情痛苦，呼吸稍浅而快。多见于急性胸膜炎、肋骨骨折及胸部严重外伤等。

（4）叹气样呼吸　即在一段正常呼吸节律中，出现一次深大呼吸，常伴有叹息声。多为功能性改变，见于神经衰弱、精神紧张或抑郁症。

### （二）触诊

**1.胸廓扩张度**　指呼吸时的胸廓动度。评估者两手掌平放在被评估者胸廓前下部的两侧对称部位，两手拇指分别沿两侧肋缘指向剑突，拇指尖置于前正中线的对称部位，让被评估者做深呼吸，观察比较两手的动度是否一致（图6-3）。一侧胸廓扩张度减弱，见于该侧大量胸腔积液、气胸、肺不张、胸膜增厚等。

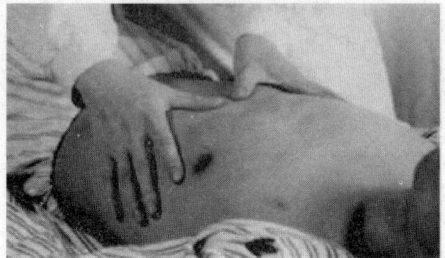

图6-3　胸廓扩张度检查法

**2.语音震颤**　是指被评估者发出语音时，声波沿气管、支气管及肺泡传到胸壁所引起共鸣的振动，可用手触及，又称触觉语颤。评估者将两手掌的尺侧缘或掌面轻放在两侧胸壁的对称部位，嘱被评估者用同等强度重复发"一"长音，自上而下、由内到外，反复比较两侧对应部位的语音震颤是否相同，注意有无增强或减弱。

**3.胸膜摩擦感**　正常人无胸膜摩擦感。当胸膜有炎症时，胸膜表面因纤维蛋白沉积而变得粗糙，呼吸时两层胸膜相互摩擦，触诊时有类似皮革摩擦的感觉，称为胸膜摩擦感。以前胸下前侧部或腋中线第5、6肋间最易触及。吸气末与呼气初较明显，屏气时则消失。

### （三）叩诊

**1.叩诊方法**　胸部叩诊主要采用间接叩诊法。叩诊时板指与肋间隙平行或与脊柱平行（叩诊肩胛间区时），叩击力量要均匀，轻重适宜。被评估者取坐位或仰卧位，肌肉放松，呼吸均匀。评估前胸时，胸部略向前挺；评估侧胸部时，将上臂举起置于头部；评估背部时，头向前略低垂，上半身稍向前倾，两肩下垂，也可将两手轻抱对侧肩部或肘部。按自上而下，由内向外的顺序，依次叩诊前胸、侧胸、背部，注意上下、左右对比（图6-4）。

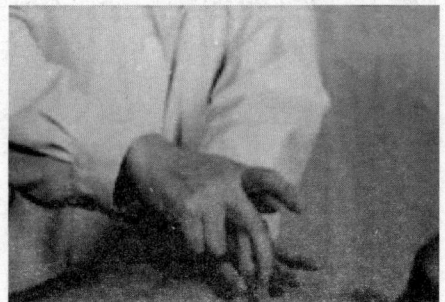

图6-4　胸部叩诊法

**2.正常胸部叩诊音**　叩诊音与肺内含气量、胸壁厚薄及邻近器官的影响有关。正常胸部叩诊音为清音，各部略有不同。肺上叶体积较下叶小，含气量少，且上胸部肌肉较厚，故前胸上部叩诊音较下部相对稍浊；右肺上叶较左上叶小，且右利者右侧胸大肌较左侧更厚，使右胸上部较左胸上部叩诊音相对较浊；背部的肌肉、骨骼层次较多、较厚，背部叩诊音较前胸部稍浊；右胸腋下部受实体组织肝的影响，使叩诊音稍浊；左腋前线下方为胃泡区，叩诊呈鼓音。前胸部肺与肝或心交界的重叠区域，叩诊呈浊音，而未被肺遮盖的心或肝的区域，叩诊音为实音。

**3.肺界的叩诊**　包括肺上界、肺下界及肺下界移动度的叩诊。

（1）肺上界　即肺尖部的清音带，其内侧为颈肌，外侧为肩胛带。叩诊自斜方肌前缘中央部开始叩诊，此处为清音，逐渐叩向外侧，当由清音变为浊音时即为肺上界的外侧终点。再由斜方肌前缘中央部向内侧叩诊，直到清音变为浊音，即为肺上界的内侧终点。两点之间的距离为肺上界的宽度，正常为5cm，又称Kronig峡，右侧较左侧稍窄。肺上界变窄或肺尖部叩诊呈浊音常见于肺结核浸润肺尖，肺尖组织纤维化或萎缩。肺上界变宽或肺尖部叩诊呈过清音见于肺气肿。

（2）肺下界　两肺下界大致相等，平静呼吸时分别位于锁骨中线第6肋间隙、腋中线第8肋间隙、肩胛线第10肋间隙。肺下界的位置可因体型、发育情况的不同而有差异，如矮胖体型者肺下界可上移1肋间隙；瘦长体型者肺下界可下移1肋间隙。病理情况下，肺下界下移见于肺气肿、腹腔内脏下垂；肺下界上移见于肺不张、大量腹水、气腹、腹腔内巨大肿瘤等。

（3）肺下界的移动范围　相当于呼吸时膈肌的移动范围。评估时，先在肩胛线上叩出平静呼吸时的肺下界，并用笔标记；然后嘱被评估者作深吸气并屏住气，由标记点继续往下叩诊，当由清音变为浊音时即为肩胛线上肺下界最低点，并标记之。待被评估者恢复平静呼吸后再嘱其深呼气并屏住气，由平静呼吸时的肺下界往上叩诊，当由浊音变为清音时即肩胛线上肺下界的最高点，并标记之。最高点与最低点之间的距离即为肺下界移动度。正常人肺下界移动度6~8cm。当肺组织弹性降低或肺组织炎症、水肿、萎缩时，肺下界移动度减小，见于肺气肿、肺不张、肺纤维化等。若发生大量胸腔积液、气胸及胸膜广泛肥厚粘连，则肺下界移动范围不能叩出。

**4.胸部异常叩诊音**　正常肺部清音范围内出现过清音、浊音、实音或鼓音称为异常叩诊音，提示肺、胸膜、胸壁或膈存在病理性改变。异常叩诊音的性质和范围取决于病变的性质、病变范围的大小及病变部位的深浅。若病变距体表5cm以上、病灶直径小于3cm或少量胸腔积液，叩诊音常无改变。

（1）浊音或实音　肺部大面积含气量减少、肺内不含气的占位病变或胸膜腔病变阻碍叩诊音的传导时，叩诊呈浊音或实音。见于肺炎、肺不张、肺梗死、肺纤维化、肺肿瘤、未液化的肺脓肿、胸腔积液、胸膜增厚等。若实变区域广泛、胸腔内巨大肿物、大量胸腔积液则呈实音。病灶范围小、较深或积液量较少可呈浊音。

（2）鼓音　肺内有病理性大空腔形成，且靠近胸壁时，叩诊呈鼓音。如肺结核空洞、液化破溃后的肺脓肿、癌性空洞及气胸等。

（3）过清音　肺张力减弱而含气量增多时，叩诊呈过清音，见于肺气肿等。

### （四）听诊

肺部听诊时，被评估者取坐位或卧位，微张口作均匀呼吸。听诊顺序一般由肺尖开始，自上而下，由前胸到侧胸再到背部，注意左右对称部位的比较（图6-5）。

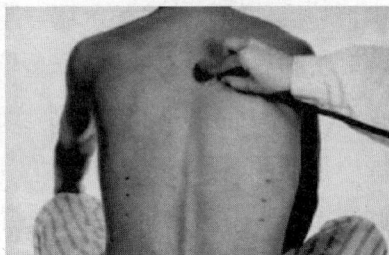

图6-5　肺部听诊

**1.正常呼吸音**　包括支气管呼吸音、肺泡呼吸音和支气管肺泡呼吸音三种。

（1）支气管呼吸音　为吸入或呼出的气流在声门、气管及主支气管内形成湍流所产生的声音，类似抬舌后经口腔呼气所发出"哈"的音响。该呼吸音强而高调。由于吸气为主动运动，吸气时声门增宽，气流进入速度快，故吸气时相较短；而呼气时声门较窄，且呼气为被动运动，气体呼出较慢，所占时相较长。且呼气音较吸气音强而高调。正常人在喉部、胸骨上窝、背部第6、7颈椎及第1、2胸椎附近均可听到支气管呼吸音。

（2）肺泡呼吸音　为呼吸时进出肺泡的气体使肺泡壁产生周期性的紧张、松弛，肺泡壁的这种弹性变化和气流的振动形成肺泡呼吸音，似上齿咬下唇叹气时发出的"吠"的声音。其音调相对较低，吸气时音响较强、音调较高、时相较长。正常人除了支气管呼吸音和支气管肺泡呼吸音部位以外，肺部的其他部位均可听到肺泡呼吸音，尤其以乳房下部、肩胛下区、腋窝下部最清楚。

（3）支气管肺泡呼吸音　为兼有支气管呼吸音与肺泡呼吸音特点的混合呼吸音。其吸气音的性质与肺泡呼吸音相似，但音调稍高且较为响亮，呼气音的性质与支气管呼吸音相似，但强度稍弱，音调稍低。正常人在胸骨两侧第1、2肋间，肩胛间区第3、4胸椎水平及肺尖前后部均可闻及支气管肺泡呼吸音。

**2.异常呼吸音**

（1）异常肺泡呼吸音　是指由于病理或生理变化引起肺泡呼吸音强度、性质或时间的变化。

1）肺泡呼吸音减弱或消失：与进入肺泡内的空气量减少、气体流速减慢或声音传导障碍有关。可出现于双侧、单侧或局部。多见于①胸廓活动受限：如严重胸廓畸形、肋骨骨折等；②呼吸肌疾病：如重症肌无力、膈肌麻痹等；③呼吸道阻塞：如喉头水肿、慢性阻塞性肺气肿等；④压迫性肺膨胀不全：如胸腔积液、气胸等；⑤腹部疾患：如大量腹水、腹腔内巨大肿瘤等。

2）肺泡呼吸音增强：因肺泡通气功能增强，气流加速所致。双侧增强，见于剧烈运动后、发热、代谢亢进和酸中毒等；一侧增强多为代偿性，如一侧肺组织病变，则健侧代偿性肺泡呼吸音增强。

3）呼气延长：由于肺组织弹性回缩力减弱或下呼吸道不完全阻塞导致气流阻力增加，引起呼气延长。见于慢性阻塞性肺气肿、支气管哮喘等。

4）粗糙性呼吸音：因支气管黏膜炎症浸润或轻度水肿，使管腔内壁不光滑或狭窄，气流不畅所致。见于支气管或肺部炎症早期。

（2）异常支气管呼吸音　是指在正常肺泡呼吸音部位听到支气管呼吸音，又称管样呼吸音。见于①肺组织实变：见于肺炎球菌肺炎实变期。实变的组织传导声音的能力增强，使支气管呼吸音在病变部位易于听到。②肺内大空腔：见于肺脓肿、肺结核及癌性空洞。当肺内大空洞与支气管相通，且其周围肺组织又有实变存在时，气流振动产生的声波在空洞内共鸣，并通过实变组织的良好传导，故在体表可听及清晰的支气管呼吸音。③压迫性肺不张：胸腔积液时，积液上方的肺组织受压迫，发生压迫性肺不张。此时肺组织致密且支气管通畅，有利于支气管呼吸音的传导，故在积液区上方可听到支气管呼吸音。

（3）异常支气管肺泡呼吸音　是指在正常肺泡呼吸音的部位听到支气管肺泡呼吸音。见于支气管肺炎、肺结核、肺炎球菌肺炎早期等。因肺实变区域较小且与正常肺组织掺杂存在，或病变部位较深又被正常肺组织覆盖，实变区的支气管呼吸音和正常肺组织的肺泡呼吸音相互混合，形成病理性支气管肺泡呼吸音。

**3.啰音**　是呼吸音之外的附加音，据其性质不同可分为干啰音和湿啰音两种。

（1）干啰音　是由于气管、支气管或细支气管狭窄，气流进出时产生湍流或黏稠分泌物振动所产生的声音。当支气管黏膜充血、黏稠分泌物增多、支气管平滑肌痉挛及管腔内有异物或管壁受压等致使呼吸道狭窄，均可产生干啰音。

1）干啰音的特点：音调较高，持续时间较长；吸气时和呼气时均可听到，以呼气时更明显；啰音的强度、性质易改变，部位易变化。

2）干啰音的分类：根据音调的高低分为低调和高调两种。①低调干啰音：又称鼾音，音调低而响亮，类似熟睡时的鼾声。多发生于气管或主支气管；②高调干啰音：又称哨笛音，音调高似乐音，多发生于较小的支气管或细支气管。弥漫性小支气管狭窄或痉挛引起的伴呼气延长的高调干啰音称哮鸣音。

3）干啰音的临床意义：双侧肺部干啰音，常见于支气管哮喘、慢性支气管炎、心源性哮喘等；局限性干啰音，常见于支气管内膜结核或肿瘤等。

（2）湿啰音　是由于气流通过含有稀薄分泌物（渗出液、血液、黏液、脓液）的呼吸道时，形成的水泡破裂所产生的声音，又称水泡音。或认为是小支气管被分泌物黏着陷闭后，在吸气时重新张开充气时所产生的声音。

1）湿啰音的特点：断续而短促，一次常连续多个出现；吸气相和呼吸相都可出现，以吸气末最响；性质不易变化，部位较恒定；中、小湿啰音可同时存在，咳嗽后可减少或消失。

2）湿啰音的分类：分为粗、中、细湿啰音和捻发音4种。①粗湿啰音：又称大水泡音，发生于气管、主支气管或空洞内，多出现在吸气早期。②中湿啰音：又称中水泡音，发生于中等大小的支气管，多出现在吸气中期。③细湿啰音：又称小水泡音，发生于细支气管或肺泡内，多出现在吸气末期。④捻发音：是一种极细而均匀一致的湿啰音，多在吸气终末期出现。系细支气管壁或肺泡壁因存在分泌物而相互黏着陷闭，当吸气时被气流冲开重新充气时发出的声音。

3）湿啰音的临床意义：肺部局限性湿啰音，见于肺炎、肺结核、支气管扩张等；两肺底湿啰音，见于心力衰竭引起的肺瘀血、支气管肺炎等；两肺野满布湿啰音，见于急性肺水肿和严重支气管肺炎等。

**4.语音共振**　又称听觉语音，其产生机制与语音震颤基本相同，但更敏感。评估时嘱被评估者发"一"长音，同时用听诊器听取。听诊时应上下、左右比较。正常情况下，听到的语音共振音节含糊难辨，其临床意义与语音震颤相同。

**5.胸膜摩擦音**　当发生胸膜炎症时，由于纤维素渗出，造成胸膜表面粗糙，呼吸时可听到脏层和壁层胸膜相互摩擦的声音，称为胸膜摩擦音。胸膜摩擦音如同用一手掩耳，以另一手指摩擦其手背时听到的声音。在吸气相和呼气相均可听到，以吸气末或呼气初最为明显，屏气时消失。前下侧胸壁为最佳听诊部分。见于纤维素性胸膜炎、胸膜肿瘤、肺梗死和尿毒症等。

# 【注意事项】

1.视诊肺脏时尽量缩短暴露时间，并注意遮盖。

2.触诊肺脏时，注意要用双手尺侧缘；震颤测定要对称进行，并交叉检测。

3.叩诊肺脏时一定要注意叩诊手法，手指贴紧被评估部位，扣指均匀有力；注意不同体位手法不同；叩移动度之前要先叩一下正常肺下界。

4.听诊时要会分清几种呼吸音：支气管呼吸音、肺泡呼吸音、支气管肺泡呼吸音、干啰音、湿啰音、胸膜摩擦音、语音共振。

5.触诊乳房时，手指和手掌平直在乳房上，旋转或滑动触诊，按顺序进行。

6.触诊和听诊时，注意手和听诊器不能太凉。

## 【考核标准】

胸廓、肺脏、胸膜的评估考核标准

| 项目 | 总分 | 具体要求 | 评分标准 | | | |
|---|---|---|---|---|---|---|
| 评估 | 9 | 1. 患者的病情、意识状态、合作程度、语言沟通能力等 | 3 | 2 | 1 | 0 |
| | | 2. 环境评估：温暖舒适、光线充足、屏风遮挡 | 3 | 2 | 1 | 0 |
| | | 3. 胸廓、肺脏、胸膜评估时间的选择 | 3 | 2 | 1 | 0 |
| 操作前准备 | 15 | 用物准备：齐全 | 3 | 2 | 1 | 0 |
| | | 护士准备：1. 胸廓、肺脏、胸膜评估内容及评估时注意事项（提问）参阅患者相关的资料及对患者所患疾病有无了解（提问）<br>2. 衣着整洁、举止端庄、态度和蔼、尊重理解同情患者及家属 | 3 | 2 | 1 | 0 |
| | | 评估时间：在患者一切入院事项均安排妥当，且患者比较方便时 | 3 | 2 | 1 | 0 |
| | | 环境安排：环境安静、适合患者病情需要，评估不受干扰、利于保护患者隐私 | 3 | 2 | 1 | 0 |
| | | 患者准备：护士提前告知患者评估的事情，患者做好评估前的准备工作 | 3 | 2 | 1 | 0 |
| 胸廓肺脏胸膜的评估 | 71 | **胸壁评估**<br>1. 胸壁静脉　正常胸壁静脉多无明显显露。当上腔、下腔静脉回流受阻时可见胸壁静脉充盈或曲张 | 2 | 1 | 0 | 0 |
| | | 2. 皮下气肿　用手按压皮下气肿的皮肤有握雪感，听诊可闻及类似捻发的声音 | 2 | 1 | 0 | 0 |
| | | 3. 胸壁压痛　正常胸壁无压痛。肋间神经炎、肋软骨炎、胸壁软组织炎症、肋骨骨折等，局部胸壁可有压痛。急性白血病病人常有胸骨下端压痛或叩击痛 | 2 | 1 | 0 | 0 |
| | | **胸廓评估**<br>正常胸廓呈椭圆形，两侧基本对称。<br>异常胸廓有：1. 桶状胸<br>　　　　　　2. 扁平胸<br>　　　　　　3. 佝偻病胸　①鸡胸；②佝偻病串珠；③肋膈沟；<br>　　　　　　　　　　　　④漏斗胸<br>　　　　　　4. 胸廓单侧或局部变形<br>　　　　　　5. 脊柱畸形 | 4 | 3 | 2 | 1 |
| | | **乳房评估**<br>1. 视诊　正常两侧乳房基本对称，两侧乳头在同一水平。评估时注意两侧乳房、乳头的对称性和乳房皮肤的改变等 | 3 | 2 | 1 | 0 |
| | | 2. 触诊　评估左侧乳房时由外上象限开始，按顺时针方向，由浅入深触诊4个象限，最后触诊乳头。以同样的方法触诊右侧乳房，但沿逆时针方向进行。触诊乳房时须注意以下几个方面：①质地与弹性；②压痛；③包块 | 3 | 2 | 1 | 0 |

续表

| 项目 | 总分 | 具体要求 | 评分标准 | | | |
|---|---|---|---|---|---|---|
| 胸廓肺脏胸膜的评估 | 71 | **肺和胸膜评估——视诊**<br>1. 呼吸运动　正常的呼吸运动是稳定而有规律 | 3 | 2 | 1 | 0 |
| | | 2. 呼吸频率和深度　正常成人静息状态下,呼吸频率为 12～20 次/分,呼吸与脉搏的比例约为 1:4。异常:①呼吸过速:指呼吸频率超过 20 次/分;②呼吸过缓:指呼吸频率低于 12 次/分;③呼吸深度变化:呼吸浅快;呼吸深快 | 3 | 2 | 1 | 0 |
| | | 3. 呼吸节律　正常人静息状态下,呼吸节律均匀而整齐。常见异常:①潮式呼吸;②间停呼吸;③抑制性呼吸;④叹气样呼吸 | 3 | 2 | 1 | 0 |
| | | **肺和胸膜评估——触诊**<br>1. 胸廓扩张度指呼吸时的胸廓动度 | 3 | 2 | 1 | 0 |
| | | 2. 语音震颤 | 2 | 1 | 0 | 0 |
| | | 3. 胸膜摩擦感 | 2 | 1 | 0 | 0 |
| | | **肺和胸膜评估——叩诊**<br>1. 叩诊方法　主要用间接叩诊法。按自上而下,由内向外的顺序,依次叩诊前胸、侧胸、背部,注意上下、左右对比 | 4 | 3 | 2 | 1 |
| | | 2. 正常胸部叩诊音　叩诊音与肺内含气量、胸壁厚薄及邻近器官的影响有关 | 3 | 2 | 1 | 0 |
| | | 3. 肺界的叩诊　包括肺上界、肺下界及肺下界移动度的叩诊 | 3 | 2 | 1 | 0 |
| | | 4. 胸部异常叩诊音　正常肺部清音范围内出现过清音、浊音、实音或鼓音称为异常叩诊音,提示肺、胸膜、胸壁或膈存在病理性改变 | 3 | 2 | 1 | 0 |
| | | **肺和胸膜评估——听诊**<br>听诊顺序一般由肺尖开始,自上而下,由前胸到侧胸再到背部,注意左右对称部位的比较 | 3 | 2 | 1 | 0 |
| | | 1. 正常呼吸音　包括支气管呼吸音、肺泡呼吸音和支气管肺泡呼吸音三种 | 3 | 2 | 1 | 0 |
| | | 2. 异常呼吸音<br>(1)异常肺泡呼吸音　是指由于病理或生理变化引起肺泡呼吸音强度、性质或时间的变化。①肺泡呼吸音减弱或消失;②肺泡呼吸音增强;③呼气延长;④粗糙性呼吸音 | 3 | 2 | 1 | 0 |
| | | (2)异常支气管呼吸音 | 3 | 2 | 1 | 0 |
| | | (3)异常支气管肺泡呼吸音 | 3 | 2 | 1 | 0 |
| | | 3. 啰音　是呼吸音之外的附加音,据其性质不同可分为干啰音和湿啰音两种<br>(1)干啰音　是由于气管、支气管或细支气管狭窄,气流进出时产生湍流或黏稠分泌物振动所产生的声音 | 3 | 2 | 1 | 0 |
| | | (2)湿啰音　是由于气流通过含有稀薄分泌物(渗出液、血液、黏液、脓液)的呼吸道时,形成的水泡破裂所产生的声音,又称水泡音 | 3 | 2 | 1 | 0 |
| | | 4. 语音共振　又称听觉语音,其产生机制与语音震颤基本相同,但更敏感 | 3 | 2 | 1 | 0 |

续表

| 项目 | 总分 | 具体要求 | 评分标准 | | | |
|---|---|---|---|---|---|---|
| 胸廓肺脏胸膜的评估 | 71 | **5.胸膜摩擦音**　当发生胸膜炎症时，由于纤维素渗出，造成胸膜表面粗糙，呼吸时可听到脏层和壁层胸膜相互摩擦的声音，称为胸膜摩擦音 | 2 | 1 | 0 | 0 |
| 操作后 | 2 | 清理用物，安置患者舒适体位 | 2 | 1 | 0 | 0 |
| 评价 | 3 | 进入角色，态度和蔼，仪表端庄、服饰整洁干净 | 3 | 2 | 1 | 0 |

## 【作业】

1.啰音的分类？各自的听诊特点及其临床意义？

2.肺部异常叩诊音及其临床意义。

3.按护理病历书写的格式及内容，将评估内容和结果如实记录在实训报告上。

# 实训七 心脏、周围血管评估

## 【目的】

1.掌握心脏评估方法及正常心脏评估结果。

2.熟悉心脏评估及血管评估程序。

3.通过智能化心肺评估和腹部评估教学系统，掌握心脏和血管疾病病理体征，理解其临床意义。

## 【评估】

1.患者的病情、意识状态、语言沟通能力等基本情况评估。

2.环境评估：是否安静舒适、光线充足、屏风遮挡。

## 【计划】

1.**环境准备** 患者安排好后，选择安静舒适的环境。

2.**护士准备** 衣着整洁、举止端庄、态度和蔼，能尊重患者、理解同情有疾苦的评估对象。熟悉心脏和血管评估的内容及注意事项。

3.**用物准备** 听诊器、口罩、智能化心肺评估和腹部评估教学系统、直尺、诊查床。

4.**患者准备** 舒适体位。

# 【实施】

心脏、周围血管评估流程

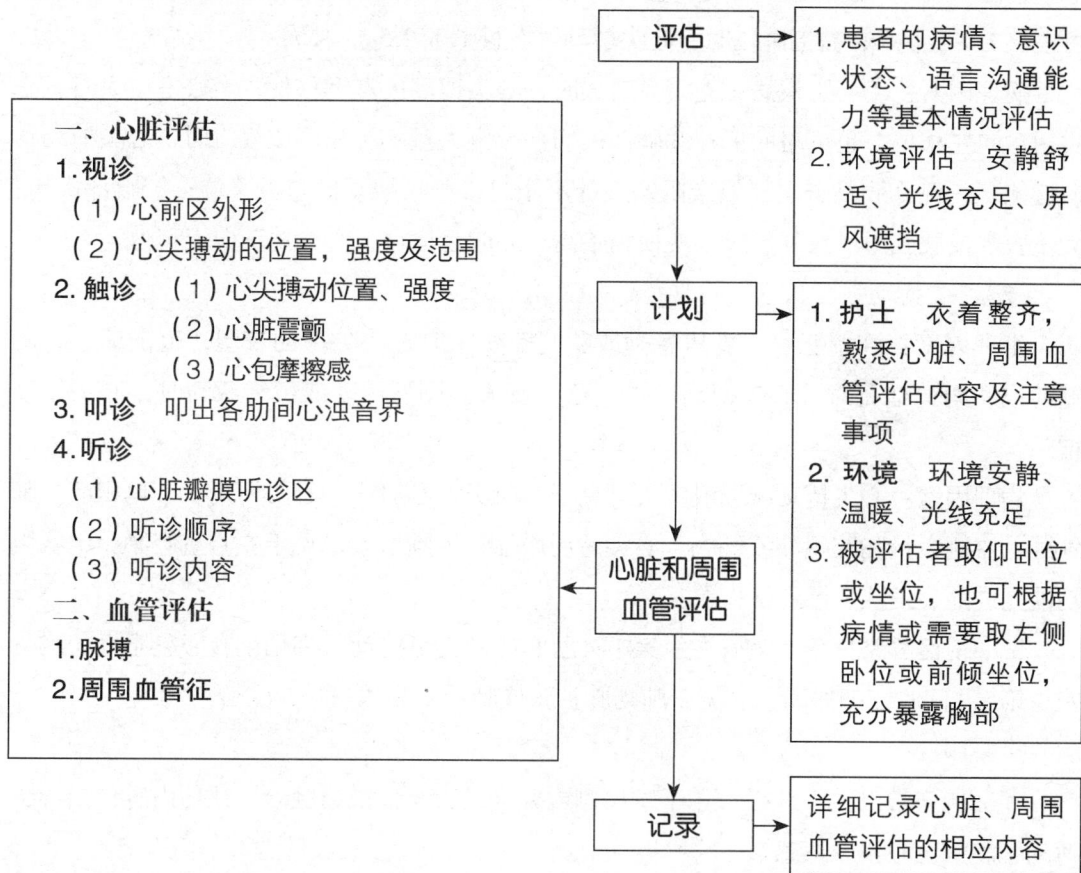

```
评估  →  1.患者的病情、意识
           状态、语言沟通能
           力等基本情况评估
        2.环境评估　安静舒
           适、光线充足、屏
           风遮挡

计划  →  1.护士　衣着整齐，
           熟悉心脏、周围血
           管评估内容及注意
           事项
        2.环境　环境安静、
           温暖、光线充足
        3.被评估者取仰卧位
           或坐位，也可根据
           病情或需要取左侧
           卧位或前倾坐位，
           充分暴露胸部

心脏和周围
血管评估

记录  →  详细记录心脏、周围
           血管评估的相应内容
```

一、心脏评估
1.视诊
　（1）心前区外形
　（2）心尖搏动的位置，强度及范围
2.触诊　（1）心尖搏动位置、强度
　　　　（2）心脏震颤
　　　　（3）心包摩擦感
3.叩诊　叩出各肋间心浊音界
4.听诊
　（1）心脏瓣膜听诊区
　（2）听诊顺序
　（3）听诊内容
二、血管评估
1.脉搏
2.周围血管征

## 一、心脏评估

按视诊、触诊、叩诊、听诊的顺序进行评估。

（一）视诊

**1.心前区外形**　正常人心前区外形与右侧相应部位基本对称，无异常隆起或凹陷。先天性心脏病或儿童期患风湿性心瓣膜病伴右心室增大时，可见心前区隆起。大量心包积液时，心前区外观饱满。

**2.心尖搏动**　主要是心室收缩时心脏摆动，心尖撞击心前区胸壁相应部位而形成。正常成人心尖搏动位于第5肋间左锁骨中线内侧0.5~1.0cm处，搏动范围的直径为

2.0~2.5cm。

（1）心尖搏动位置的改变　心尖搏动的位置可受多种生理因素和病理因素的影响。

生理因素：体型及体位对心尖搏动位置有一定影响。体型瘦长者，心脏呈垂位，心尖搏动向内下方移位，可达第6肋间；体型矮胖者，心脏呈横位，心尖搏动向外上方移位，可达第4肋间左锁骨中线外。仰卧位时，心尖搏动稍上移；左侧卧位时，心尖搏动可左移2.0~3.0cm；右侧卧位时，心尖搏动可右移1.0~2.5cm。

病理因素：①心脏疾病：左心室增大时，心尖搏动向左下移位；右心室增大时，心尖搏动向左移位，也可略向上；②胸部疾病：一侧大量胸腔积液或气胸时，心尖搏动移向健侧；一侧胸膜粘连、增厚或阻塞性肺不张时，心尖搏动向患侧移位；③腹部疾病：大量腹水或腹腔内巨大肿瘤时，使横膈抬高，心脏呈横位，心尖搏动向上移位。

（2）心尖搏动强度和范围的改变。

生理因素：胸壁肥厚、乳房悬垂或肋间隙变窄时，心尖搏动较弱，范围缩小；胸壁薄或肋间隙增宽时，心尖搏动增强，范围较大。剧烈运动或情绪激动时，心尖搏动增强。

病理因素：心尖搏动减弱或消失可见于心肌炎、心肌病、心肌梗死、心包积液、肺气肿、左侧大量胸腔积液或气胸。心尖搏动增强、范围增大，见于左心室肥厚、甲状腺功能亢进症、发热和严重贫血等。

**3.心前区异常搏动**　胸骨左缘第3~4肋间或剑突下搏动，多见于右心室肥大；胸骨左缘第2肋间收缩期搏动，多见于肺动脉扩张或肺动脉高压。

（二）触诊

评估者通常以右手全手掌、手掌尺侧或并拢的2~4指指腹触诊。评估内容包括心尖搏动、震颤及心包摩擦感。

**1.心尖搏动触诊**　既可进一步确定心尖搏动的位置，还可判断心前区的抬举性搏动。心尖搏动增强时，用手指触诊，可使指尖抬起，称抬举性搏动，为左心室肥大的可靠体征。

**2.心脏震颤**　又称猫喘。是心脏触诊时用手触知的一种微细的震动感，是器质性心血管疾病的特征性体征。多见于心脏瓣膜口狭窄及某些先天性心血管疾病。其发生是由于血流经狭窄的口径或循异常的方向流动形成湍流，造成瓣膜、血管壁或心壁振动传到胸壁所致。

**3.心包摩擦感**　是急性心包炎时触到的一种与胸膜摩擦感相类似的心前区摩擦震动感，在胸骨左缘第3、4肋间较易触及，以收缩期、坐位前倾或呼气末更为明显，屏气时仍存在，借此与胸膜摩擦感相鉴别。当心包渗液增多时，心包摩擦感消失。

## （三）叩诊

心脏叩诊可确定心界大小、形状，及其在胸腔的位置。心脏两侧缘被肺遮盖的部分叩诊呈相对浊音，心脏表面不被肺掩盖的部分，叩诊呈绝对浊音。心脏相对浊音界反映心脏的实际大小（图7-1）。

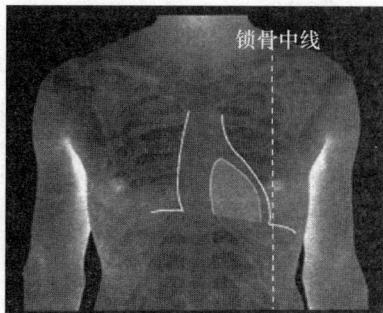

图7-1 心脏绝对浊音界和相对浊音界

1.**叩诊方法** 常采用间接叩诊法。叩诊时，被评估者取平卧位或坐位，评估者的板指与肋间隙平行（仰卧位时）或与心脏边缘平行（坐位时）。叩诊力度适当，用力均匀。叩诊的顺序是先左后右，自下而上，由外向内。叩左界时，在心尖搏动外2~3cm处开始由外向内叩，叩诊音由清音变浊音时做一标记，逐个肋间向上叩诊，直到第2肋间。右界叩诊时先在右锁骨中线上叩出肝上界，然后在其上一肋间（通常为第4肋间）开始由外向内叩，叩诊音由清音变浊音时做一标记，逐一肋间向上叩诊，直到第2肋间。分别测量各标记点至前正中线的垂直距离，再测量左锁骨中线距前正中线的垂直距离。

2.**正常心浊音界** 正常成人心相对浊音界至前正中线的垂直距离。

3.**心浊音界各部分的组成** 心脏左界第2肋间相当于肺动脉段，第3肋间为左心耳，第4、5肋间为左心室。心脏右界第2肋间相当于升主动脉和上腔静脉，第3肋间为右心房。

4.**心浊音界改变及其临床意义** 心脏本身病变或心外因素均可影响心浊音界的改变。

（1）心脏因素。

左心室增大：心浊音界向左下扩大，心腰加深，心界呈靴形，又称主动脉型心。常见于主动脉瓣关闭不全和高血压性心脏病等。

右心室增大：当右心室显著增大时，心相对浊音界向两侧扩大，以向左侧扩大明显，常见于肺源性心脏病或房间隔缺损。

左、右心室扩大：心浊音界向两侧扩大，且心左界向左下扩大，称普大型心。常见于扩张型心肌病、全心衰竭等。

左心房及肺动脉扩大：胸骨左缘第2、3肋间心浊音界增大，心腰丰满或膨出，心界呈梨形，又称二尖瓣型心。常见于二尖瓣狭窄。

心包积液：心界向两侧扩大且随体位而改变，坐位时心浊音界呈烧瓶形，仰卧位时心底部浊音界明显增宽呈球形。

（2）心外因素 一侧胸腔大量积液或气胸时，患侧心界叩不出，健侧心界向外移位；肺气肿时，心浊音界变小或叩不出；腹腔大量积液、巨大肿瘤时，膈肌抬高，心脏呈横位，心浊音界向左右扩大。

**（四）听诊**

听诊是评估心脏最重要的组成部分。要求环境必须安静，被评估者一般采取仰卧位或坐位或根据需要改变体位。

**1.心脏瓣膜听诊区** 心脏各瓣膜开放与关闭时所产生的声音传导至体表最清楚的部位，称心脏瓣膜听诊区。通常有5个心脏瓣膜听诊区。①二尖瓣区；②肺动脉瓣区；③主动脉瓣区；④主动脉瓣第二听诊区；⑤三尖瓣区。

**2.听诊顺序** 通常从心尖部开始按逆时针方向依次听诊，即二尖瓣区→肺动脉瓣区→主动脉瓣区→主动脉瓣第二听诊区→三尖瓣区。

**3.听诊内容** 包括心率、心律、心音、额外心音、心脏杂音和心包摩擦音等。

（1）心率 指每分钟心搏次数。正常成人在静息状态下，心率为60~100次／分，老年人多偏慢，女性稍快，儿童较快。成人心率超过100次／分，婴幼儿心率超过150次／分称心动过速。心率低于60次／分，称心动过缓。心动过速与心动过缓可因生理性、病理性或药物性因素而致。

（2）心律 指心脏跳动的节律。正常成人心律规则，部分青年和儿童的心律可随呼吸而改变，吸气时心率增快，呼气时减慢，称为窦性心律不齐，多无临床意义。听诊能发现的心律失常以期前收缩和心房颤动最常见。

期前收缩：指在原有规律心律基础上突然提前出现的心脏搏动。若期前收缩规律出现，可形成联律，如每一次正常心搏后出现一次期前收缩，称二联律，每两次正常心搏后出现一次期前收缩称三联律，以此类推。呈联律出现的期前收缩多为病理性的。

心房颤动：其听诊特点为：①心律绝对不规则；②第一心音强弱不等；③脉率少于心率，这种脉搏脱漏现象称脉搏短绌。房颤常见于二尖瓣狭窄、原发性高血压、冠心病和甲状腺功能亢进症等。

（3）心音 生理情况下心音图记录到每一心动周期有四个心音。通常听到的是第一心音（$S_1$）和第二心音（$S_2$），第三心音（$S_3$）在部分健康青少年中可听见，第四心音（$S_4$）一般听不到，如能听到多属于病理性。$S_1$标志着心室收缩开始，主要是由于二尖瓣和三尖瓣骤然关闭引起振动而产生的音响。$S_2$标志着心室舒张开始，主要是由于肺动脉瓣和主动脉瓣骤然关闭引起振动而产生的音响。心脏听诊最基本的技能是判定$S_1$和$S_2$，由此才能正确判定收缩期和舒张期，确定额外心音或杂音出现的时期。

$S_2$包括主动脉瓣部分（$A_2$）和肺动脉瓣部分（$P_2$），通常$A_2$在主动脉瓣区最清楚，$P_2$在肺动脉瓣区最清楚。一般情况下，青少年$A_2<P_2$，成年人$A_2=P_2$，老年人$A_2>P_2$。

心音强度改变：①第一心音强度的改变与心肌收缩力的强弱、心室的充盈度、瓣膜的弹性和位置有关。增强见于运动、情绪激动、发热、贫血、甲状腺功能亢进症、二尖瓣狭窄等；减弱见于心力衰竭、心肌梗死、二尖瓣关闭不全等；强弱不等见于心房颤动、室性心动过速、完全性房室传导阻滞等。②第二心音改变与主动脉与肺动脉内压力及半月瓣情况有关。$S_2$主要成分有主动脉成分（$A_2$）和肺动脉成分（$P_2$）两种。$A_2$变化：增强见于高血压、主动脉粥样硬化；减弱见于主动脉瓣狭窄或关闭不全。$P_2$变化：增强见于肺源性心脏病、二尖瓣狭窄或关闭不全等；减弱见于肺动脉瓣狭窄或关闭不全。③第一、第二心音同时增强见于运动、情绪激动、贫血、甲状腺功能亢进症等；同时减弱见于肥胖、肺气肿、心肌炎、心肌病、休克等。

心音性质改变：当心肌严重受损时，第一心音失去原有特征而与第二心音相似，且多有心率增快，致收缩期与舒张期几乎相等，听诊类似钟摆声，称"钟摆律"或"胎心律"。见于大面积急性心肌梗死和重症心肌炎等。

心音分裂：听诊时出现一个心音分裂为两个心音的现象称为心音分裂。$S_1$分裂主要见于完全性右束支传导阻滞；$S_2$分裂见于青少年、二尖瓣狭窄伴肺动脉高压等。

（4）额外心音　是指在正常第一心音、第二心音之外，额外出现的病理性附加音。与心脏杂音不同，多为病理性的。

舒张早期奔马律：是最常见的奔马律，为病理性的$S_3$。常伴有心率增快，病理性$S_3$与$S_1$和$S_2$组成了三音律，类似马奔跑时的蹄声，故称为舒张早期奔马律。一般认为舒张早期奔马律是由于舒张期心室负荷过重，心肌张力减低，心室壁顺应性减退，在舒张早期心房血液快速注入心室时，引起心室壁振动所致。舒张早期奔马律的出现提示有严重的器质性心脏病，常见于心力衰竭、急性心肌梗死、重症心肌炎等。

开瓣音：又称二尖瓣开放拍击音。是指二尖瓣狭窄时，在心室舒张早期，血流自左房快速流入左室，二尖瓣迅速开放又突然停止，引起瓣叶振动而产生的拍击样声音。听诊特点是音调高而清脆，时限短促而响亮，在心尖稍内侧听诊较清楚。开瓣音提示二尖瓣瓣叶弹性及活动性尚好，可作为二尖瓣分离术的指征。

（5）心脏杂音　是指除心音与额外心音之外出现在心脏收缩期或舒张期的异常声音。

1）杂音产生的机制：正常血流呈层流状态。当血流加速、瓣膜口狭窄、瓣膜关闭不全、心脏内或大血管间有异常血流通道、心腔内有漂浮物时，血流由层流变为湍流，使心壁、瓣膜、腱索或血管壁发生振动而在相应部位产生杂音。

2）杂音听诊要点：杂音的听诊应根据以下要点来分析其临床意义。

最响部位：杂音最响部位与病变部位有关，通常杂音在某瓣膜听诊区最响，提示病变就在该区相应瓣膜。

时期：出现在第一心音和第二心音之间的杂音称收缩期杂音。出现在第二心音与下一次心动周期的第一心音之间的杂音称舒张期杂音。连续出现在收缩期和舒张期的杂音称连续性杂音。舒张期杂音和连续性杂音均为器质性杂音，而收缩期杂音则有功能性和器质性两种可能。

性质：临床上常以吹风样、隆隆样、叹息样、机器样、喷射样、乐音样等词来形容杂音的性质。按音调高低又可分为柔和、粗糙2种。临床上常根据杂音的性质推断不同病变，如二尖瓣区收缩期粗糙的吹风样杂音，提示二尖瓣关闭不全；二尖瓣区舒张期隆隆样杂音，提示二尖瓣狭窄；主动脉瓣区舒张期叹息样杂音提示主动脉瓣关闭不全。

强度：即杂音的响度。收缩期杂音强度通常采用Lvine 6级分级法。记录杂音强度时，以杂音的级别为分子，6为分母，如杂音强度为4级，则记录为4／6级杂音。舒张期杂音强度可采用Lvine 6级分级法，或分为轻、中、重三级。

传导：杂音常沿血流方向传导。如二尖瓣关闭不全的收缩期杂音向左腋下、左肩胛下区传导；主动脉瓣狭窄的收缩期杂音向颈部传导；二尖瓣狭窄的舒张期杂音常局限于心尖部。

体位、呼吸与运动对杂音的影响①体位：左侧卧位使二尖瓣狭窄杂音更清楚；前倾坐位使主动脉瓣关闭不全的舒张期杂音更明显。②呼吸：深吸气时，胸腔负压增加，回心血量增多和右心室排血量增加，使与右心相关如三尖瓣、肺动脉瓣狭窄与关闭不全的杂音增强。深呼气可使与左心相关杂音增强。③运动：运动时心率增快，循环血量增加，血流加速，在一定心率范围内杂音可增强。

3）杂音的临床意义：在分析杂音的临床意义时，须注意区分是功能性还是器质性杂音。功能性杂音是指产生杂音的部位没有器质性病变，器质性杂音是指病变部位的器质性损害所产生的杂音。功能性杂音包含了生理性杂音和相对性杂音等，生理性杂音是指在心脏和大血管均无器质性病变的健康人中发现的杂音。器质性杂音的特点包括其出现的时期、最响部位、性质和传导方向等。

（6）心包摩擦音　听诊特点是性质粗糙呈搔抓声，音调高，类似纸张摩擦的声音。在胸骨左缘第3、4肋间听诊最清楚，坐位前倾时更明显。当心包积液增多时，心包摩擦音可减弱或消失。

## 二、血管评估

### （一）脉搏

动脉血管随心脏收缩和舒张活动而相应出现的扩张和回缩的搏动，称为动脉搏动，简称脉搏。脉搏评估多用触诊，一般选择桡动脉，评估者用并拢的示指、中指和环指的指腹进行触诊。评估时应该注意其脉率、脉律、紧张度和强弱的变化。常见异常脉搏的特征和临床意义如下。

1.**速脉** 指脉率超过100次/分。见于发热、贫血、甲状腺功能亢进症、心功能不全、休克等。

2.**缓脉** 指脉率低于60次/分。见于颅内高压、阻塞性黄疸、病态窦房结综合征、二度以上房室传导阻滞等。

3.**细脉** 指心排出量减少、脉压减小、外周阻力增高，导致脉搏减弱而振幅小。见于心力衰竭、主动脉瓣狭窄、休克等。

4.**水冲脉** 指脉搏骤起骤落，急促而有力，犹如潮水涨落。评估时，紧握被评估者手腕掌面，将其举过头顶，可感受到急促有力的冲击。常见于主动脉瓣关闭不全、甲状腺功能亢进症、严重贫血等。

5.**交替脉** 指节律规则而强弱交替出现的脉搏。为心肌收缩力强弱交替所致，是左心衰竭的重要体征之一。见于高血压性心脏病、急性心肌梗死等。

6.**奇脉** 指平静吸气时脉搏明显减弱或消失。见于大量心包积液和缩窄性心包炎等。是心包填塞的重要体征之一。

7.**无脉** 指脉搏消失。见于严重休克、多发性大动脉炎等。

（二）周围血管征

周围血管征多由脉压增大而引起，主要见于主动脉瓣关闭不全、甲状腺功能亢进症等疾病。除水冲脉以外，还包括以下体征。

1.**毛细血管搏动征** 用手指轻压指甲末端，或以清洁玻片轻压口唇黏膜，若见到随心动周期出现红、白交替的节律性微血管搏动现象，称为毛细血管搏动征。

2.**枪击音** 将听诊器体件放在浅表大动脉如肱动脉、股动脉等处，听到与心跳一致而短促如同射枪的声音，称为枪击音。

3.**Duroziez双重杂音** 将听诊器体件稍加力置于股动脉上，可闻及收缩期及舒张期双期吹风样杂音。

## 【注意事项】

1.充分暴露心前区，用侧面的光线观察心尖搏动。

2.注意心脏叩诊的顺序及方法，多采用轻叩法。

3.听诊时要求环境必须安静，鉴别第一和第二心音。

4.心律不齐时要注意同时触摸脉搏。

5.听到杂音一定要注意其传导方向。

# 【考核标准】

## 心脏、周围血管评估考核标准

| 项目 | 总分 | 具体要求 | | 评分标准 | | |
|---|---|---|---|---|---|---|
| 评估 | 5 | 1. 患者的病情、意识状态、合作程度、语言沟通能力等 | 2 | 1 | 0 | 0 |
| | | 2. 环境评估：温暖舒适、光线充足，屏风遮挡 | 3 | 2 | 1 | 0 |
| 计划 | 12 | 用物准备：齐全 | 2 | 1 | 0 | 0 |
| | | 护士准备：<br>1. 心脏、周围血管评估内容及评估时注意事项（提问）参阅患者相关的资料及对患者所患疾病有无了解（提问） | 2 | 1 | 0 | 0 |
| | | 2. 衣着整洁、举止端庄、态度和蔼、尊重理解同情患者及家属 | 2 | 1 | 0 | 0 |
| | | 评估时间：在患者入院事项均安排妥当，且患者比较方便时 | 2 | 1 | 0 | 0 |
| | | 环境安排：环境安静、适合患者病情需要，评估不受干扰、利于保护患者隐私 | 2 | 1 | 0 | 0 |
| | | 患者准备：护士提前告知患者评估的事情，患者做好评估前的准备工作 | 2 | 1 | 0 | 0 |
| 心脏周围血管评估 | 79 | 心脏评估<br>按视诊、触诊、叩诊、听诊的顺序进行评估 | 2 | 1 | 0 | 0 |
| | | **心脏评估——视诊**<br>1. 心前区外形　正常人心前区外形与右侧相应部位基本对称，无异常隆起或凹陷 | 2 | 1 | 0 | 0 |
| | | 2. 心尖搏动　正常成人心尖搏动位于第5肋间左锁骨中线内侧0.5~1.0cm处，搏动范围的直径为2.0~2.5cm | 3 | 2 | 1 | 0 |
| | | （1）心尖搏动位置的改变　心尖搏动的位置可受多种生理因素和病理因素的影响（提问） | 3 | 2 | 1 | 0 |
| | | （2）心尖搏动强度和范围的改变（提问） | 3 | 2 | 1 | 0 |
| | | 3. 心前区异常搏动 | 2 | 1 | 0 | 0 |
| | | **心脏评估——触诊**<br>评估者通常以右手全手掌、手掌尺侧或并拢的2~4指指腹触诊 | 3 | 2 | 1 | 0 |
| | | 1. 心尖搏动　确定心尖搏动的位置，判断抬举性搏动 | 3 | 2 | 1 | 0 |
| | | 2. 心脏震颤　用手触知的一种微细的震动感 | 2 | 1 | 0 | 0 |
| | | 3. 心包摩擦感　心前区摩擦震动感 | 2 | 1 | 0 | 0 |
| | | **心脏评估——叩诊**<br>心脏叩诊可确定心界大小、形状，及其在胸腔的位置<br>1. 叩诊方法　常采用间接叩诊法。叩诊时，注意被评估者体位，叩诊力度，叩诊的顺序及记录（提问） | 3 | 2 | 1 | 0 |
| | | 2. 正常心浊音界　心相对浊音界至前正中线的垂直距离 | 3 | 2 | 1 | 0 |
| | | 3. 心浊音界各部分的组成 | 3 | 2 | 1 | 0 |
| | | 4. 心浊音界改变及其临床意义 | 3 | 2 | 1 | 0 |
| | | （1）心脏因素　①左心室增大；②右心室增大；③左、右心室扩大；④左心房及肺动脉扩大；⑤心包积液 | | | | |
| | | （2）心外因素　提问 | | | | |

| 项目 | 总分 | 具体要求 | | 评分标准 | | |
|---|---|---|---|---|---|---|
| 心脏周围血管评估 | 79 | **心脏评估——听诊** | | | | |
| | | 1. 心脏瓣膜听诊区　5个心脏瓣膜听诊区（提问） | 3 | 2 | 1 | 0 |
| | | 2. 听诊顺序　二尖瓣区→肺动脉瓣区→主动脉瓣区→主动脉瓣第二听诊区→三尖瓣区 | 3 | 2 | 1 | 0 |
| | | 3. 听诊内容 | | | | |
| | | （1）心率　正常成人在静息状态下，心率为60~100次/分 | 2 | 1 | 0 | 0 |
| | | （2）心律　以期前收缩和心房颤动最常见 | 3 | 2 | 1 | 0 |
| | | （3）心音　第一心音、第二心音、第三心音、第四心音 | 3 | 2 | 1 | 0 |
| | | （4）额外心音　①舒张早期奔马律；②开瓣音 | 3 | 2 | 1 | 0 |
| | | （5）心脏杂音　最响部位；时期；性质；强度；传导 | 3 | 2 | 1 | 0 |
| | | （6）心包摩擦音　听诊特点是性质粗糙呈搔抓声，音调高，类似纸张摩擦的声音 | 2 | 1 | 0 | 0 |
| | | **血管评估——脉搏**<br>常见异常脉搏的特征和临床意义如下 | | | | |
| | | 1. 速脉　指脉率超过100次/分 | 2 | 1 | 0 | 0 |
| | | 2. 缓脉　指脉率低于60次/分 | 2 | 1 | 0 | 0 |
| | | 3. 细脉　指心排出量减少、脉压减小、外周阻力增高，导致脉搏减弱而振幅小 | 2 | 1 | 0 | 0 |
| | | 4. 水冲脉　评估时，紧握被评估者手腕掌面，将其举过头顶，可感受到急促有力的冲击 | 2 | 1 | 0 | 0 |
| | | 5. 交替脉　指节律规则而强弱交替出现的脉搏 | 2 | 1 | 0 | 0 |
| | | 6. 奇脉　指平静吸气时脉搏明显减弱或消失 | 2 | 1 | 0 | 0 |
| | | 7. 无脉　指脉搏消失 | 2 | 1 | 0 | 0 |
| | | **血管评估——周围血管征** | | | | |
| | | 1. 毛细血管搏动征 | 2 | 1 | 0 | 0 |
| | | 2. 枪击音 | 2 | 1 | 0 | 0 |
| | | 3. Duroziez双重杂音 | 2 | 1 | 0 | 0 |
| 操作后 | 2 | 清理用物，安置患者舒适体位 | 2 | 1 | 0 | 0 |
| 评价 | 2 | 进入角色，态度和蔼，仪表端庄、服饰整洁干净 | 2 | 1 | 0 | 0 |

# 【作业】

1. 如何鉴别第一心音和第二心音？

2. 简述心脏瓣膜听诊区及听诊顺序。

3. 按护理病历书写的格式及内容，将评估内容和结果如实记录在实训报告上。

## 实训八　腹部评估

【目的】

1.熟悉腹部分区法及腹部评估程序。

2.掌握腹部评估内容及方法。

3.通过智能化心肺评估和腹部评估教学系统，掌握常见的病理腹部体征，理解其临床意义。

【评估】

1.患者的病情、意识状态、合作程度、语言沟通能力等基本情况评估。

2.环境评估：是否安静温暖舒适。

3.腹部评估时间的选择。

【计划】

1.**环境准备**　患者入院安排好后，选择安静舒适的环境。

2.**护士准备**　衣着整洁、举止端庄、态度和蔼，能尊重患者、理解同情有疾苦的评估对象。熟悉腹部评估方法、内容及注意事项。

3.**用物准备**　备实训报告纸、笔、口罩、皮尺、手电筒、叩诊锤、棉签、听诊器、智能化心肺评估和腹部评估教学系统、诊查床。

4.**患者准备**　排空膀胱、舒适体位。

## 【实施】

| 腹部评估流程 |
| --- |

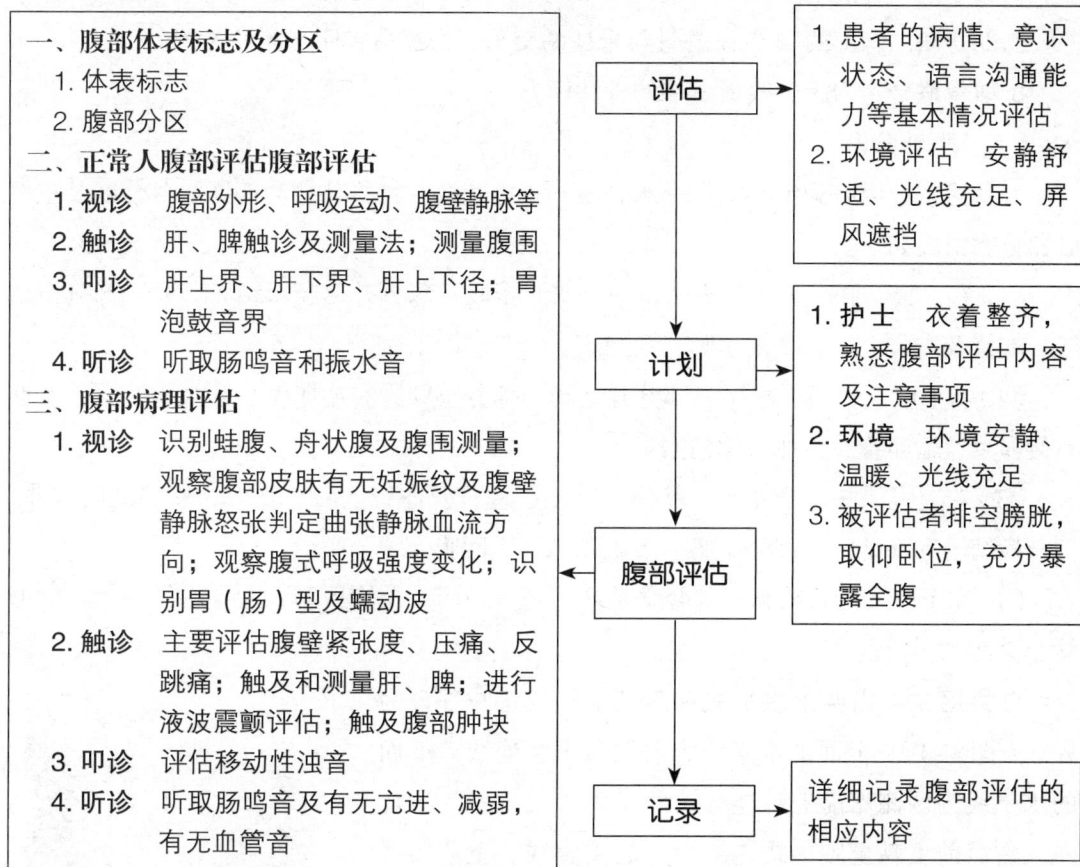

<table>
<tr><td>

一、腹部体表标志及分区
　1.体表标志
　2.腹部分区
二、正常人腹部评估腹部评估
　1.视诊　腹部外形、呼吸运动、腹壁静脉等
　2.触诊　肝、脾触诊及测量法；测量腹围
　3.叩诊　肝上界、肝下界、肝上下径；胃泡鼓音界
　4.听诊　听取肠鸣音和振水音
三、腹部病理评估
　1.视诊　识别蛙腹、舟状腹及腹围测量；观察腹部皮肤有无妊娠纹及腹壁静脉怒张判定曲张静脉血流方向；观察腹式呼吸强度变化；识别胃（肠）型及蠕动波
　2.触诊　主要评估腹壁紧张度、压痛、反跳痛；触及和测量肝、脾；进行液波震颤评估；触及腹部肿块
　3.叩诊　评估移动性浊音
　4.听诊　听取肠鸣音及有无亢进、减弱，有无血管音

</td><td>

**评估** →
1. 患者的病情、意识状态、语言沟通能力等基本情况评估
2. 环境评估　安静舒适、光线充足、屏风遮挡

↓

**计划** →
1. **护士**　衣着整齐，熟悉腹部评估内容及注意事项
2. **环境**　环境安静、温暖、光线充足
3. 被评估者排空膀胱，取仰卧位，充分暴露全腹

↓

**腹部评估** ←

↓

**记录** →
详细记录腹部评估的相应内容

</td></tr>
</table>

## 一、腹部的体表标志与分区

为准确描述和记录脏器及病变的位置，常借助人体自然标志及人工画线对腹部进行适当分区，以便熟悉腹部脏器的部位和其在体表投影。

（一）体表标志

1.**胸骨**　胸骨位于前胸壁的正中。由胸骨体、胸骨柄、剑突三部分组成。

2.**肋弓下缘**　由8~10肋软骨连接构成，其下为体表腹部的上界，常用于腹部分区、肝、脾的测量及胆囊定位。

3.**脐**　为腹部中心，平对3~4腰椎间隙，可作为阑尾压痛点及腰椎穿刺点的定位标志。

4.**髂前上棘**　为髂嵴前方的突出点，为腹部九区法、阑尾压痛点、骨髓穿刺的定位标志。

**5.腹直肌外缘** 相当于锁骨中线的延续，为手术切口和胆囊点的定位标志。右侧腹直肌外缘与肋弓下缘的交界处为胆囊点。

**6.腹中线** 为前正中线的延续，为腹部四分区法的垂直线。

**7.肋脊角** 背部两侧第12肋骨与脊柱的交角，为评估肾叩击痛的位置。

**8.耻骨联合** 为腹中线最下部的骨性标志。

（二）腹部分区

**1.四区法** 以脐为中心，做一水平线和一垂直线，将腹部分为四区。各分区及主要脏器分布情况如下。

（1）右上腹 肝、胆、胰头、幽门、十二指肠、部分升结肠、结肠肝曲、部分横结肠、右肾及右肾上腺、腹主动脉、大网膜。

（2）右下腹 盲肠、阑尾、部分升结肠、部分小肠、右输尿管、胀大的膀胱、女性右侧卵巢及输卵管、男性右侧精索等。

（3）左上腹 脾、肝左叶、胰体、胰尾、左肾及左肾上腺、胃、小肠、结肠脾曲、部分横结肠和降结肠、部分小肠、腹主动脉、大网膜。

（4）左下腹 乙状结肠、部分降结肠、部分小肠、左输尿管、女性左侧卵巢及输卵管、男性左侧精索。

**2.九区法** 由两条水平线和两条垂直线将腹部分为九区（图8-1）。上面的水平线为两肋弓下缘连线，下面的水平线为两侧髂前上棘连线，两条垂直线分别为通过左、右髂前上棘至腹中线连线中点的垂直线。上述四线相交将腹部分为九区。九区法中各脏器分布情况如下。

（1）右上腹部（右季肋部） 肝右叶、胆囊、结肠肝曲、右肾及右肾上腺。

（2）右侧腹部（右腰部） 升结肠、部分空肠、右肾下极。

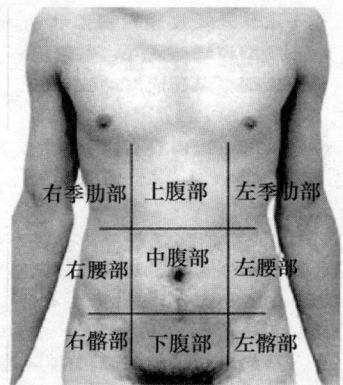

图8-1 腹部分区（9区法）

（3）右下腹部（右髂部） 盲肠、阑尾、回肠下段、女性右侧卵巢及输卵管、男性右侧精索。

（4）上腹部 胃体、幽门、肝左叶、十二指肠、胰头、胰体、横结肠、腹主动脉、大网膜。

（5）中腹部（脐部） 十二指肠、空肠、回肠、下垂的胃或横结肠、肠系膜及淋巴结、输尿管、腹主动脉、大网膜。

（6）下腹部　回肠、乙状结肠、输尿管、胀大的膀胱、女性增大的子宫。

（7）左上腹部（左季肋部）　脾、胃、胰尾、结肠脾曲、左肾及左肾上腺。

（8）左侧腹部（左腰部）　降结肠、左肾下极、空肠、回肠。

（9）左下腹部（左髂部）　乙状结肠、淋巴结、女性左侧卵巢及输卵管、男性左侧精索。

## 二、腹部评估方法

### （一）视诊

**1.腹部外形**　评估时应注意腹部外形是否对称，有无隆起或凹陷。健康正常成人平卧位时，前腹壁处于肋缘至耻骨联合平面或略低，称腹部平坦。腹部外形异常可表现如下。

（1）腹部膨隆　仰卧时前腹壁明显高于肋缘至耻骨联合的平面。生理情况下见于妊娠、肥胖等；病理情况见于腹水、气腹及鼓肠等。腹部膨隆可分为全腹膨隆和局限性膨隆。

全腹膨隆时，腹外形可呈球状或蛙腹样，主要原因有①腹腔积液；②胃肠胀气；③巨大腹块；④气腹；⑤其他：如妊娠晚期、肥胖症等。

局限性膨隆见于腹内有增大的脏器、肿瘤、炎性包块、局部积液或局部肠曲胀气，以及腹壁上的肿物和疝等。常见有：①右上腹膨隆；②上腹膨隆；③左上腹膨隆；④下腹部膨隆；⑤腰部膨隆。

（2）腹部凹陷　仰卧位前腹壁明显低于肋缘至耻骨联合的水平面称腹部凹陷见于显著消瘦、严重脱水、恶病质等。

**2.呼吸运动**　正常人可以见到呼吸时腹壁上下起伏、吸气时上抬、呼气时下陷。正常时，男性及儿童以腹式呼吸为主。

**3.腹壁静脉**　正常人腹壁静脉一般看不清楚。

腹壁静脉曲张评估血流方向的方法：评估者用食指和中指并拢，压迫一段不分叉的曲张静脉，向两端推挤血液使血管空虚，然后交替抬起一指，观察血液从何端流入而使血管充盈，即可判断血流方向。

正常时脐水平线以上的腹壁静脉自下向上进入上腔静脉回流入心脏；脐水平线以下的腹壁静脉自上向下进入下腔静脉回流入心脏。

（1）门静脉阻塞　引起门脉高压而形成侧支循环时，曲张的静脉以脐为中心向四周伸展，称海蛇头，又名水母头。血流方向：脐水平以上的向上、脐水平以下的向下，与正常的血流方向相同。

（2）下腔静脉阻塞　下腔静脉阻塞时，曲张的静脉大都分布在腹壁两侧及背后，脐部上、下的腹壁静脉血流方向均为自下而上。

（3）上腔静脉阻塞　上腔静脉阻塞时，脐部上、下腹壁静脉血流方向均为由上而下。

**4.胃肠型及蠕动波** 正常人腹壁一般看不到胃肠的轮廓和蠕动波。

**5.腹壁其他体征**

（1）皮疹 不同种类的皮疹提示不同的疾病。

（2）色素 正常腹壁皮肤颜色较暴露位稍淡。

（3）腹纹 多分布于下腹部和左、右下腹部。

（4）疤痕 腹部疤痕多为外伤、手术或皮肤感染的遗迹，问明病史，对诊断很有帮助。

（5）脐 脐明显突出见于大量腹水。

（6）疝 腹腔内容物易经腹壁或骨盆壁的间隙或薄弱部分向体表突出而形成。分为腹内疝和腹外疝，腹内疝较少见，腹外疝多见。

（7）上腹部波动 大多有腹主动脉波动传导而来，可见于正常人较瘦者。

（8）腹部体毛 腹部体毛增多或稀少。

## （二）触诊

触诊时患者一般采用仰卧位，头垫低枕，两手平放于躯干两侧，两腿并拢屈曲，使腹壁肌肉放松，作缓慢的腹式呼吸运动。评估者站在患者右侧，手应温暖，动作轻柔，可与谈话，转移其注意力使腹肌放松。触诊时从健康部位开始，逐渐移向病变区域。也可从左下腹开始，循逆时针方向，由下而上，先左后右，由浅入深，将腹部各区仔细进行触诊，并注意比较病变区与健康部位。

浅部触诊法适用于检查腹壁紧张度、抵抗感、浅表压痛、包块搏动和腹壁上的肿物等。深部触诊法适用于检查腹腔脏器状况、深部压痛、反跳痛及肿物等。腹部触诊的主要内容如下。

**1.腹壁紧张度** 正常人腹壁有一定的张力，但触之柔软，较易压陷，称腹壁柔软。

（1）腹壁紧张度增加 按压腹壁时，阻力较大，有明显抵抗感。多为腹腔内有急性炎症，刺激腹膜引起反射性腹肌痉挛，使腹壁变硬称腹肌紧张。腹肌紧张可分弥漫性或局限性。

（2）腹壁紧张度减低或消失 按压腹壁时，感到腹壁松软无力，多为腹肌张力降低或消失所致。全腹紧张度减低或全腹紧张度消失。

**2.压痛和反跳痛** 正常腹部触压时不引起疼痛，重按时仅有一种压迫感。

（1）压痛 腹部压痛指由浅入深触压腹部引起的疼痛。

（2）反跳痛 评估者的手指在触诊压痛处稍停片刻，使压痛感觉趋于稳定，然后将手指迅速抬起，若被评估者感觉疼痛骤然加剧，并伴有痛苦表情或呻吟。

**3.脏器触诊** 腹腔内重要脏器较多，当其发生病变时，常可触到脏器增大、局限性包块、质地改变及压痛等，对诊断具有重要意义。

（1）肝脏触诊　嘱被评估者仰卧位，两膝关节屈曲，腹壁放松，并做深而均匀的腹式呼吸以使肝脏随膈肌上下移动。

触诊方法：①单手触诊法：较为常用，评估者将右手平放于右锁骨中线估计肝下缘的下方，四指并拢，掌指关节伸直，用示指前外侧指腹触诊肝脏。深吸气时，手指向上迎触下移的肝脏；深呼气时，指端随之压向腹深部。如此反复，自下而上逐渐触向肋缘，直到触及肝缘或肋缘为止。同法在前正中线上，触诊肝左叶。触及肝者，需分别测量和记录在右锁骨中线及前正中线上，肝缘至肋缘或剑突根部的距离（厘米）。②双手触诊法：评估者右手位置同单手法，同时左手置于被评估者右腰部。触诊时，左手向上托起，使肝下缘紧贴前腹壁，并限制右下胸扩张，以增加膈肌下移的幅度，使吸气时下移的肝更易于被触及。

肝触诊评估内容如下。①大小：正常成人肝脏，一般在肋缘下触不到，少数可触及，但应在1cm以内。剑突下可触及者，多在3cm以内。肝下缘超过上述标准，如肝上界正常或升高，提示肝大。弥漫性肝大见于肝炎、肝瘀血、脂肪肝、早期肝硬化、白血病等；局限性肝大见于肝脓肿、肝肿瘤及肝囊肿等。②质地：肝质地分为质软、质韧和质硬三级。Ⅰ度，质软如触口唇，见于正常肝；质地稍韧者见于急性肝炎、脂肪肝；Ⅱ度，质韧如触鼻尖，见于慢性肝炎、肝瘀血；Ⅲ度，质硬触如前额，见于肝硬化和肝癌，后者质地最硬，质硬如石。③表面及边缘：正常肝表面光滑，边缘整齐、厚薄一致。肝瘀血、脂肪肝时，肝表面光滑，边缘圆钝。肝癌时，表面不平、边缘不整、结节大小不等。④压痛：正常肝无压痛。肝炎或肝瘀血时，可因肝包膜有炎症反应或受到牵拉而有肝压痛。局限性剧烈压痛见于较表浅的肝脓肿。肝癌患者可有自发性肝区疼痛。

临床常见疾病肝脏触诊特征如下。①急性肝炎：轻度肝大，表面光滑，边缘钝，质稍韧。②肝瘀血：肝大明显，表面光滑，边缘圆钝，质韧，有压痛。当右心功能不全引起肝脏瘀血肿大时，评估者用手按压肿大的肝可使颈静脉怒张更加明显，称肝颈静脉回流征阳性。③肝硬化：早期肝大，晚期缩小，质较硬，表面不光滑，边缘锐而不整齐，无压痛。④肝癌：肝大，表面不平，有大小不等的结节或巨块，边缘不整，有不同程度的压痛。⑤肝脓肿：触诊可有囊性感，压痛明显。

（2）脾脏触诊　对脾脏明显肿大而位置又较表浅，常用浅部触诊法。若脾脏位置较深或腹壁较厚，则用双手触诊法，患者仰卧，评估者左手掌平放于患者左腰部第七至第十肋处，试将脾脏从后向前托起。右手掌平放于左侧腹部，与肋弓成垂直方向，自下而上随患者的腹式呼吸进行触诊评估。脾脏轻度肿大而仰卧位不易触到时可嘱患者改用右侧卧位评估。触诊内容与要领与肝脏触诊相同。

正常脾脏不能触及。内脏下垂、左侧胸腔大量积液或气胸时膈下降，可使脾向下移位而被触及，除此之外，若能触及脾脏则提示脾肿大。临床上常将肿大的脾脏分为轻度、中度、重度肿大。深吸气时，脾脏在肋下不超过3cm者为轻度肿大。中度肿大脾脏肿大超过3cm，至脐水平线。重度肿大超过脐水平以下者。测量方法：脾脏肿大不超过脐水平时，可沿左锁骨中线测量肋下缘至脾下缘的距离（以厘米表示）；脾大超过脐水平时，可用三线记录法。

1线又称甲乙线，测量左锁骨中线与左肋弓交叉点至脾下缘的距离。

2线又称甲丙线，测量交叉点至脾尖的最远距离。

3线又称丁戊线，表示脾右缘到正中线的垂直的距离，超过正中线以+号表示，未超过则以−号表示。

（3）胆囊触诊　正常情况下，胆囊隐藏于肝下面的胆囊窝内，不能被触及。胆囊肿大时，可超出肝缘及肋缘而在右肋下腹直肌外缘处触及。胆囊触诊可采用单手滑行触诊法或钩指触诊法。肿大的胆囊一般呈梨形或卵圆形，张力较高，随呼吸而上下移动。胆囊肿大呈囊性感伴明显压痛者，常见于急性胆囊炎；而不伴压痛者，见于壶腹周围癌；胆囊肿大伴实性感，伴轻度压痛，见于胆囊结石或胆囊癌。

急性胆囊炎早期，胆囊肿大不明显而未达肋缘以下者，则不能触及胆囊，但此时可探及胆囊触痛。方法为评估者将左手掌平放于被评估者的右胸下部，拇指指腹勾压于胆囊点处，嘱其缓慢深吸气。在吸气过程中，有炎症的胆囊下移时碰到用力按压的拇指，即可引起疼痛或因剧烈疼痛而突然屏气，称为Murphy征阳性（墨菲征阳性）。

（三）叩诊

腹部叩诊主要用于评估某些腹腔脏器的大小、位置、叩痛，胃肠道充气情况，腹腔肿物、积气或积液等。腹部叩诊有直接叩诊和间接叩诊，一般多采用间接叩诊法。腹部叩诊内容如下。

1.腹部叩诊音　正常腹部叩诊除肝、脾区呈浊音或实音外，其余部位均为鼓音。鼓音的程度与胃肠道的气体有直接关系。胃肠高度胀气、人工气腹和胃肠穿孔时，腹部呈高度鼓音。实质脏器极度肿大、腹腔内肿物或大量腹水时，病变部可出现浊音或实音，鼓音范围缩小。

2.肝脏叩诊　可用于评估肝的位置、浊音界大小及有无叩击痛。

（1）肝界叩诊　确定肝上界时，嘱被评估者平卧，平静呼吸，沿右锁骨中线由肺部清音区向下逐一肋间叩向腹部。叩诊音由清音转为浊音时，为肝上界，又称肝相对浊音界（肺肝界）。继续向下叩1~2肋间，则浊音转为实音，称肝绝对浊音界（即右肺下界）。确定肝下界时，则由腹部鼓音区沿右锁骨中线向上叩诊。当叩诊音由鼓音转为浊音时，即为肝下界。因肝下缘较薄且与胃、结肠等空腔脏器重叠，不易叩出，故多用触诊确定。

生理改变：肝的上下界受体型等因素影响。匀称体型者的正常肝上界位于右锁骨中线上第5肋间，下界位于右肋下缘。矮胖体型者及妊娠妇女肝上、下界均可上移一个肋间，瘦长体型者则可下移一个肋间。肝上、下界之间的距离称肝上下径，一般为9~11cm。

病理改变：肝浊音界扩大见于肝癌、肝脓肿、肝炎、肝瘀血及多囊肝等；肝浊音界缩小见于肝硬化、急性重型肝炎和胃肠胀气等；肝浊音界上移可见于 右肺纤维化、右下肺不张、右肺切除术后及气腹鼓肠等；肝浊音界下移可见于肺气肿、右侧张力性气胸等；肝浊音界消失而代之以鼓音者，多因气体覆盖于肝表面所致，是急性胃肠道穿孔的重要征象。

（2）肝区叩击痛　评估者左手掌平放于肝区所在部位，右手半握拳，以轻至中等力量叩击左手手背。正常人肝区无叩击痛，阳性者见于肝炎、肝脓肿、肝瘀血等。

**3.移动性浊音**　当腹腔内有较多量液体时，先嘱被评估者仰卧位，此时，两侧腹部叩诊呈浊音（为聚积的液体），中腹部叩诊呈鼓音（为浮于液体表面的肠袢）。再嘱被评估者左侧卧位，下面的左侧腹部则大部分转为浊音，而上面的右侧腹部转为鼓音。同理右侧卧位再进行叩诊。这种腹部浊音区随体位的变动而变化的现象，称为移动性浊音，为腹腔内有游离液体的表现。当腹腔内游离液体在1000ml以上时，即可叩出移动性浊音（图8-2）。

**4.肋脊角**　叩击痛脊肋角对应的是肾所在部位。正常人此处无叩击痛。评估时，被评估者取坐位或侧卧位，评估者用左手掌平放在被评估者的肋脊角处（肾区），右手半

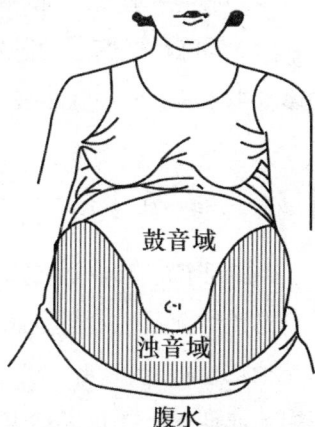

图8-2　腹水叩诊示意图

握拳以轻至中等的力量向左手手背进行叩击。肋脊角叩击痛见于肾脏病变，如肾炎、肾盂肾炎、肾结石、肾结核及肾周围炎等。

**5.膀胱叩诊**　膀胱叩诊主要用于判断膀胱的充盈程度，特别是在膀胱触诊不满意时。膀胱叩诊在耻骨联合上方进行。当膀胱空虚时，隐于耻骨联合下方，耻骨联合上方为肠管所占据，故叩诊呈鼓音。当膀胱有尿液充盈时，可在耻骨联合上方叩得圆形浊音区。排尿或导尿后，则浊音区转为鼓音。

（四）听诊

由于触诊和叩诊可能会增加肠蠕动而影响听诊效果，因而腹部听诊常在视诊后进行。

**1.肠鸣音**　肠蠕动时，肠腔内气体和液体随之流动而产生一种断断续续的咕噜声，称肠鸣音。正常情况下，肠鸣音4~5次/分钟，全腹均可听到，其音响及音调变异较大。

为准确评估肠鸣音的次数和性质，应在固定部位至少听诊1分钟，通常选择右下腹。肠鸣音异常表现为如下几种情况。①肠鸣音活跃：指肠鸣音达10次/分钟以上，但音调不特别高亢。见于急性胃肠炎、胃肠道大出血或服用泻药后等。②肠鸣音亢进：指肠鸣音次数多，响亮、高亢，甚至呈叮当声或金属声，为机械性肠梗阻的表现。若肠梗阻持续存在，可因肠壁肌肉疲劳而致肠蠕动减弱，肠鸣音会因之而减弱。③肠鸣音减弱：指肠鸣音明显少于正常，甚至数分钟才能听到1次。见于便秘、腹膜炎、低钾血症、胃肠动力低下等。④肠鸣音消失：指持续听诊3~5分钟仍未听到肠鸣音，用手叩拍或搔弹以刺激腹部仍无肠鸣音者。主要见于急性腹膜炎、麻痹性肠梗阻或腹部大手术后。

**2.血管杂音**

（1）动脉性杂音　中腹部的收缩期杂音，见于腹主动脉瘤或腹主动脉狭窄。前者可在该部位触及搏动性包块，后者下肢血压低于上肢血压。左、右上腹部的收缩期杂音则常为肾动脉狭窄所致，常伴有高血压。

（2）静脉性杂音　静脉杂音为一种柔和的、连续的嗡鸣音，无收缩期与舒张期性质，若伴有明显的腹壁静脉曲张，则提示为门静脉高压侧支循环建立。常出现于脐周或上腹部。

## 【注意事项】

1.腹部视诊时，室内需温暖，最好采取自然光线。

2.评估前让患者排空膀胱，仰卧位，充分暴露腹部，上至剑突，下至耻骨联合，躯体其他部位应遮盖。

3.评估者立于被评估者右侧，手要温暖，动作要轻柔，一般自左下腹开始以逆时针方向评估，保持视线与腹部在同一平面上。

4.评估时，腹部暴露时间不宜过长，防止腹部受凉引起不适。

## 【考核标准】

腹部评估考核标准

| 项目 | 总分 | 具体要求 | 评分标准 | | | |
|---|---|---|---|---|---|---|
| 评估 | 5 | 1.患者的病情、意识状态、合作程度、语言沟通能力等 | 2 | 1 | 0 | 0 |
| | | 2.环境评估：温暖舒适、光线充足，屏风遮挡 | 3 | 2 | 1 | 0 |
| 计划 | 12 | 用物准备：齐全 | 2 | 1 | 0 | 0 |
| | | 护士准备：<br>1.腹部评估内容及评估时注意事项（提问）参阅患者相关的资料及对患者所患疾病有无了解（提问） | 2 | 1 | 0 | 0 |

| 项目 | 总分 | 具体要求 | | 评分标准 | | |
|---|---|---|---|---|---|---|
| 计划 | 12 | 2. 衣着整洁、举止端庄、态度和蔼、尊重理解同情患者及家属 | 2 | 1 | 0 | 0 |
| | | 评估时间：在患者入院事项均安排妥当，且患者比较方便时 | 2 | 1 | 0 | 0 |
| | | 环境安排：环境安静、适合患者病情需要，评估不受干扰、利于保护患者隐私 | 2 | 1 | 0 | 0 |
| | | 患者准备：告知患者做好评估前的准备工作 | 2 | 1 | 0 | 0 |
| 腹部管评估 | 79 | **腹部的体表标志** | | | | |
| | | 1. 胸骨　由胸骨体、胸骨柄、剑突三部分组成 | 2 | 1 | 0 | 0 |
| | | 2. 肋弓下缘　由8~10肋软骨连接构成 | 2 | 1 | 0 | 0 |
| | | 3. 脐　为腹部中心，平对3~4腰椎间隙 | 2 | 1 | 0 | 0 |
| | | 4. 髂前上棘　为髂嵴前方的突出点 | 2 | 1 | 0 | 0 |
| | | 5. 腹直肌外缘 | 2 | 1 | 0 | 0 |
| | | 6. 腹中线　为前正中线的延续，为腹部四分区法的垂直线 | 2 | 1 | 0 | 0 |
| | | 7. 肋脊角　背部两侧第12肋骨与脊柱的交角 | 2 | 1 | 0 | 0 |
| | | 8. 耻骨联合　为腹中线最下部的骨性标志 | 2 | 1 | 0 | 0 |
| | | **腹部分区** | | | | |
| | | 1. 四区法　以脐为中心，做一水平线和一垂直线，将腹部分为四区：（1）右上腹；（2）右下腹；（3）左上腹；（4）左下腹 | 3 | 2 | 1 | 0 |
| | | 2. 九区法（提问） | 3 | 2 | 1 | 0 |
| | | **腹部视诊** | | | | |
| | | 1. 腹部外形　（1）腹部膨隆：腹部膨隆可分为全腹膨隆和局限性膨隆；（2）腹部凹陷 | 3 | 2 | 1 | 0 |
| | | 2. 呼吸运动　正常人可以见到呼吸时腹壁上下起伏，吸气时上抬、呼气时下陷 | 3 | 2 | 1 | 0 |
| | | 3. 腹壁静脉　（1）门静脉阻塞；（2）下腔静脉阻塞；（3）上腔静脉阻塞 | 3 | 2 | 1 | 0 |
| | | 4. 胃肠型及蠕动波 | 3 | 2 | 1 | 0 |
| | | 5. 腹壁其他体征（1）皮疹；（2）色素；（3）腹纹；（4）疤痕；（5）脐；（6）疝；（7）上腹部波动；（8）腹部体毛 | 3 | 2 | 1 | 0 |
| | | **腹部触诊** | | | | |
| | | 1. 腹壁紧张度　（1）腹壁紧张度增加；（2）紧张度减低或消失 | 3 | 2 | 1 | 0 |
| | | 2. 压痛和反跳痛（提问） | 3 | 2 | 1 | 0 |
| | | 3. 脏器触诊 | | | | |
| | | （1）肝脏触诊 | | | | |
| | | 触诊方法：①单手触诊法；②双手触诊法 | 3 | 2 | 1 | 0 |
| | | 肝触诊评估内容：①大小；②质地；③表面及边缘；④压痛 | 3 | 2 | 1 | 0 |
| | | 临床常见疾病肝脏触诊特征：①急性肝炎；②肝瘀血；③肝硬化；④肝癌；⑤肝脓肿 | 3 | 2 | 1 | 0 |
| | | （2）脾脏触诊：肿大的脾脏分为轻度、中度、重度肿大。可用三线记录法 | 3 | 2 | 1 | 0 |
| | | （3）胆囊触诊：胆囊触诊可采用单手滑行触诊法或钩指触诊法。Murphy征阳性（提问） | 3 | 2 | 1 | 0 |

续表

| 项目 | 总分 | 具体要求 | 评分标准 | | | |
|---|---|---|---|---|---|---|
| 腹部管评估 | 79 | **腹部叩诊**<br>1.腹部叩诊音　正常腹部叩诊除肝、脾区呈浊音或实音外，其余部位均为鼓音 | 3 | 2 | 1 | 0 |
| | | 2.肝脏叩诊<br>（1）肝界叩诊：肝上界，又称肝相对浊音界，肝绝对浊音界，肝下界 | 3 | 2 | 1 | 0 |
| | | （2）肝区叩击痛：评估者左手掌平放于肝区所在部位，右手半握拳，以轻至中等力量叩击左手手背 | 3 | 2 | 1 | 0 |
| | | 3.移动性浊音　当腹腔内游离液体在1000ml以上时，即可叩出移动性浊音 | 3 | 2 | 1 | 0 |
| | | 4.肋脊角叩击痛　脊肋角对应的是肾所在部位。正常人此处无叩击痛 | 2 | 1 | 0 | 0 |
| | | 5.膀胱叩诊　膀胱叩诊主要用于判断膀胱的充盈程度 | 2 | 1 | 0 | 0 |
| | | **腹部听诊（听诊常在视诊后进行）**<br>1.肠鸣音　正常情况下，肠鸣音4~5次/分钟，应在右下腹至少听诊1分钟。肠鸣音异常：①肠鸣音活跃；②肠鸣音亢进；③肠鸣音减弱；④肠鸣音消失 | 3 | 2 | 1 | 0 |
| | | 2.血管杂音　（1）动脉性杂音；（2）静脉性杂音 | 2 | 1 | 0 | 0 |
| 操作后评价 | 2 | 清理用物，安置患者舒适体位 | 2 | 1 | 0 | 0 |
| | 2 | 进入角色，态度和蔼，仪表端庄、服饰整洁干净 | 2 | 1 | 0 | 0 |

## 【作业】

1.肝脏触诊的内容有哪些?

2.全腹膨隆的临床意义。

3.按护理病历书写的格式及内容，将评估内容和结果如实记录在实训报告上。

# 实训九 脊柱和四肢评估

## 【目的】

1.学会脊柱和四肢评估的评估方法。

2.了解脊柱和四肢常见的病理特征及临床意义。

## 【评估】

1.患者的意识、语言沟通能力。

2.环境评估：温暖舒适、光线充足。

3.评估时间的选择。

## 【计划】

1.**环境准备** 选择安静舒适的环境。

2.**护士准备** 衣着整洁、举止端庄、态度和蔼，能尊重患者、理解同情有疾苦的评估对象。熟悉脊柱和四肢评估的内容及注意事项。

3.**用物准备** 纸、笔、口罩、诊查床。

4.**患者准备** 舒适体位。

# 【实施】

脊柱和四肢评估流程

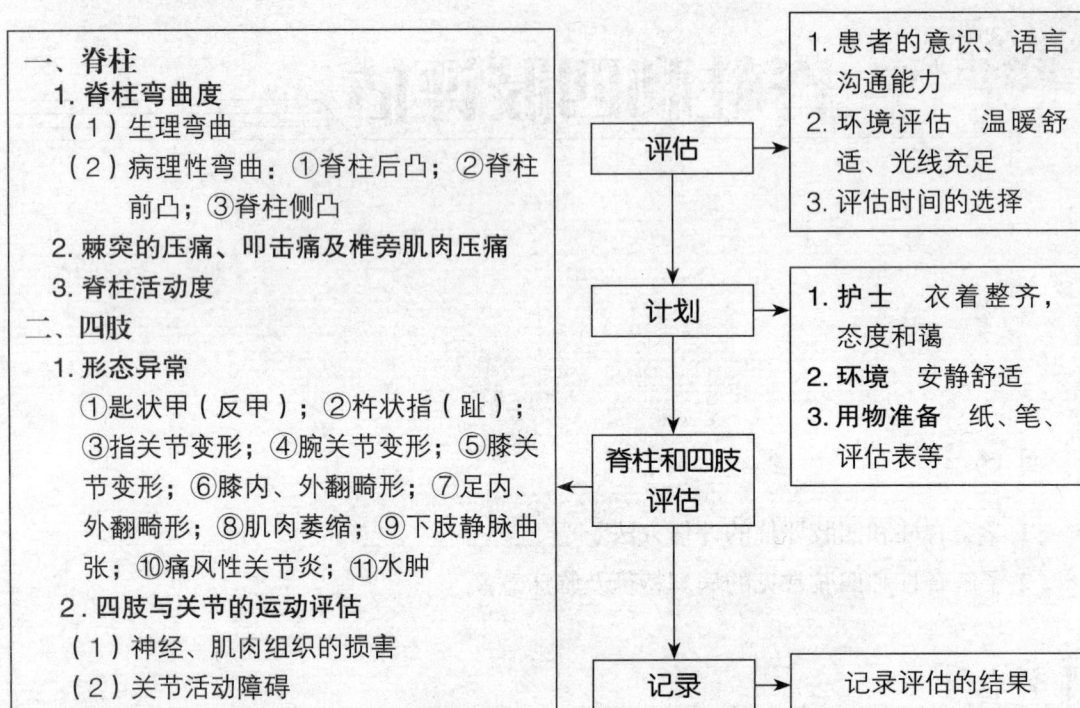

一、脊柱
  1.脊柱弯曲度
    （1）生理弯曲
    （2）病理性弯曲：①脊柱后凸；②脊柱前凸；③脊柱侧凸
  2.棘突的压痛、叩击痛及椎旁肌肉压痛
  3.脊柱活动度
二、四肢
  1.形态异常
    ①匙状甲（反甲）；②杵状指（趾）；③指关节变形；④腕关节变形；⑤膝关节变形；⑥膝内、外翻畸形；⑦足内、外翻畸形；⑧肌肉萎缩；⑨下肢静脉曲张；⑩痛风性关节炎；⑪水肿
  2.四肢与关节的运动评估
    （1）神经、肌肉组织的损害
    （2）关节活动障碍

评估 →
1. 患者的意识、语言沟通能力
2. 环境评估 温暖舒适、光线充足
3. 评估时间的选择

计划 →
1. 护士 衣着整齐，态度和蔼
2. 环境 安静舒适
3. 用物准备 纸、笔、评估表等

脊柱和四肢评估

记录 → 记录评估的结果

## 一、脊柱

### （一）脊柱弯曲度

1.评估方法　被评估者坐位或直立位，双臂自然下垂，以手指沿脊柱棘突以适当压力自上而下划，致皮肤呈一红色充血线，以此观察脊柱有无侧弯。

2.生理弯曲　正常人站立位时脊柱从背面观无侧弯，侧面观有四个生理弯曲，即颈、腰段前凸，胸、骶段后凸，呈"S"形。

3.病理性弯曲　①脊柱后凸：当脊柱过度后突时称脊柱后凸俗称驼背，可见于佝偻病、类风湿性脊柱炎。在脊柱结核因脊椎体破坏致使棘突明显向后突出，可称成角畸形。②脊柱前凸：当脊柱过度向前弯曲时称脊柱前凸，可见于妊娠、大量腹水及腹腔巨大肿瘤，有时在髋关节结核及先天性髋关节的脱位也出现。③脊柱侧凸：脊柱偏离正中线向两侧偏曲称脊柱侧凸，可见于先天性半椎体，脊柱结核或骨折椎体破坏时，有的腰椎间盘突出症患者常采取侧弯姿势以缓解对神经根的压迫症状。

（二）棘突的压痛、叩击痛及椎旁肌肉压痛

**1.压痛**　评估者以一两个手指自上而下按压每一个脊柱棘突观察脊椎棘突或椎旁肌肉有无局限性压痛及肌肉痉挛。脊柱压痛见于脊椎结核、椎间盘、脊椎外伤或骨折。椎旁肌肉压痛见于腰肌纤维炎、急性腰肌劳损。

**2.叩击痛**　①直接叩击痛：评估者用手指或叩诊锤直接叩击棘突。②间接叩击痛：患者坐位，评估者将左手掌面置于患者头顶部，右手半握拳以小鱼际肌部位叩击左手背，观察患者有无疼痛。脊椎结核、脊椎骨折及椎间盘突出叩击痛阳性。

（三）脊柱活动度

正常人脊柱有一定活动度，但各部位的活动范围明显不同，颈、腰椎活动范围最大，胸椎段活动范围较小。

让被评估者作前屈后伸，左右侧弯及旋转运动，观察其活动度是否受限。脊柱颈椎、腰椎段活动受限常见于：颈部、腰部肌肉肌纤维炎及颈肌韧带劳损，颈椎、腰椎骨质增生，颈椎、腰椎骨质破坏（结核或肿瘤浸润），颈椎、腰椎外伤，骨折、关节脱位、腰椎间盘突出等。

## 二、四肢

正常人四肢与关节左右对称，形态正常，活动不受限。四肢病变主要表现为疼痛、畸形、活动障碍或异常。评估以视诊和触诊为主。

（一）形态异常

**1.匙状甲（反甲）**　其特点为指甲中部凹陷，边缘翘起，指甲变薄，表面有条纹呈匙状。常见于缺铁性贫血、高原疾病，偶见于甲癣及风湿热。

**2.杵状指（趾）**　表现为末端指（趾）节明显增宽增厚呈杵状膨大，指甲从根部到末端呈弧形隆起。可能与肢端慢性缺氧、代谢障碍和中毒损害有关。常见于支气管扩张、肺脓肿、慢性阻塞性肺气肿、肺癌、发绀型先天性心脏病、感染性心内膜炎等。

**3.指关节变形**　①梭形关节：指关节呈梭形畸形，活动受限，重者手指及腕部向尺侧偏移，多为双侧性，见于类风湿关节炎。②爪形手：手指呈鸟爪样，见于尺神经损伤，进行性肌萎缩。

**4.腕关节变形**　餐叉样畸形，见于colles骨折。

**5.膝关节变形**　膝关节红、肿、热、痛及运动障碍，多见于风湿性关节炎活动期、结核性或外伤性关节炎等。当关节腔有积液时，有浮髌现象。

**6.膝内、外翻畸形**　正常人两脚并拢时，双膝和双踝可靠拢。膝内翻指双踝靠拢，而双膝分离呈"O"形。膝外翻指双膝靠拢时，双踝分离呈"X"形。见于小儿佝偻病。

**7. 足内、外翻畸形** 指足呈固定于内翻、内收位或外翻、外展位。足内翻见于小儿麻痹后遗症等，足外翻见于胫前胫后肌麻痹。

**8. 肌肉萎缩** 肌肉的体积缩小，松弛无力，为肌肉萎缩现象。某一肢体萎缩主要见于脊髓灰质炎后遗症，偏瘫，周围神经损伤。双下肢同时发生，则多由多发性神经炎、多肌炎、横贯性脊髓炎、外伤性截瘫、进行性肌萎缩等引起。

**9. 下肢静脉曲张** 多见于小腿，主要是下肢的浅静脉血液回流受阻。特点：静脉如蚯蚓状怒张、弯曲、久立者更明显。严重者有小腿肿胀感，局部皮肤暗紫、色素沉着，甚者溃疡经久不愈。常见于长期站立性工作者或栓塞性静脉炎。

**10. 痛风性关节炎** 关节僵硬、肥大或畸形，也可在关节周围形成结节样痛风石，甚至局部破溃成瘘管，经久不愈。最常累及手指末节及跖趾关节，其次为踝、腕、膝、肘关节等。

**11. 水肿** 静脉血或淋巴液回流受阻。血栓性静脉炎、肿瘤压迫、肢体偏瘫、神经营养不良、丝虫病（象皮肿）。

### （二）四肢与关节的运动评估

四肢与关节在神经的协调下，由肌肉、肌腱带动完成关节活动。瞩被评估者做各关节各方向的主动运动或评估者帮其被动运动。观察关节活动范围及有无疼痛等。

**1. 神经、肌肉组织的损害** 表现为不同程度的随意运动障碍，可通过对四肢伸屈、内收、旋转及抵抗力的检查来判断。肢体的随意运动障碍称瘫痪。

**2. 关节活动障碍** 见于相应部位骨折、脱位、炎症、肿瘤、关节的退行性病变及肌腱、软组织损伤等。

## 【考核标准】

### 脊柱和四肢评估考核标准

| 项目 | 总分 | 具体要求 | 评分标准 | | | |
|------|------|---------|------|------|------|------|
| 评估 | 5 | 1. 患者的病情、意识状态、合作程度、语言沟通能力等 | 2 | 1 | 0 | 0 |
| | | 2. 环境评估：温暖舒适、光线充足，屏风遮挡 | 3 | 2 | 1 | 0 |
| 计划 | 24 | 用物准备：齐全 | 4 | 3 | 2 | 1 |
| | | 护士准备：<br>1. 脊柱和四肢评估内容及评估时注意事项（提问）参阅患者相关的资料及对患者所患疾病有无了解（提问） | 4 | 3 | 2 | 1 |
| | | 2. 衣着整洁、举止端庄、态度和蔼、尊重理解同情患者及家属 | 4 | 3 | 2 | 1 |
| | | 评估时间：患者安排妥当，且患者比较方便时 | 4 | 3 | 2 | 1 |
| | | 环境安排：环境安静、适合患者病情需要，评估不受干扰、利于保护患者隐私 | 4 | 3 | 2 | 1 |

续表

| 项目 | 总分 | 具体要求 | 评分标准 | | | |
|------|------|----------|------|------|------|------|
| 计划 | 24 | **患者准备：** 护士提前告知患者评估的事情，患者做好评估前的准备工作 | 4 | 3 | 2 | 1 |
| 脊柱四肢评估 | 63 | **脊柱弯曲度评估** | | | | |
| | | 　1. **评估方法**　被评估者坐位或直立位，双臂自然下垂，以手指沿脊柱棘突以适当压力自上而下划，致皮肤呈一红色充血线，以此观察脊柱有无侧弯 | 4 | 3 | 2 | 1 |
| | | 　2. **生理弯曲**　颈、腰段前凸，胸、骶段后凸，呈"S"形 | 4 | 3 | 2 | 1 |
| | | 　3. **病理性弯曲**　①脊柱后凸；②脊柱前凸；③脊柱侧凸 | 4 | 3 | 2 | 1 |
| | | **脊柱棘突的压痛、叩击痛及椎旁肌肉压痛评估** | | | | |
| | | 　1. 压痛的方法及临床意义 | 3 | 2 | 1 | 0 |
| | | 　2. 叩击痛　①直接叩击痛；②间接叩击痛的临床意义 | 4 | 3 | 2 | 1 |
| | | **脊柱活动度评估** | 3 | 2 | 1 | 0 |
| | | **四肢形态异常评估（评估以视诊和触诊为主）** | | | | |
| | | 　1. 匙状甲　指甲中部凹陷，边缘翘起，指甲变薄，表面有条纹呈匙状 | 3 | 2 | 1 | 0 |
| | | 　2. 杵状指（趾）　表现为末端指（趾）节明显增宽增厚呈杵状膨大，指甲从根部到末端呈弧形隆起 | 3 | 2 | 1 | 0 |
| | | 　3. 指关节变形　①梭形关节；②爪形手 | 3 | 2 | 1 | 0 |
| | | 　4. 腕关节变形　餐叉样畸形，见于colles骨折 | 3 | 2 | 1 | 0 |
| | | 　5. 膝关节变形　膝关节红、肿、热、痛及运动障碍 | 3 | 2 | 1 | 0 |
| | | 　6. 膝内、外翻畸形　见于小儿佝偻病 | 3 | 2 | 1 | 0 |
| | | 　7. 足内、外翻畸形 | 3 | 2 | 1 | 0 |
| | | 　8. 肌肉萎缩 | 3 | 2 | 1 | 0 |
| | | 　9. 下肢静脉曲张 | 3 | 2 | 1 | 0 |
| | | 　10. 痛风性关节炎 | 3 | 2 | 1 | 0 |
| | | 　11. 水肿 | 3 | 2 | 1 | 0 |
| | | **四肢与关节的运动评估（评估以视诊和触诊为主）** | | | | |
| | | 　1. **神经、肌肉组织的损害**　可通过对四肢伸屈、内收、旋转及抵抗力的检查来判断 | 4 | 3 | 2 | 1 |
| | | 　2. **关节活动障碍**　见于相应部位骨折、脱位、炎症、肿瘤、关节的退行性病变及肌腱、软组织损伤等 | 4 | 3 | 2 | 1 |
| 操作后 | 4 | 清理用物，安置患者舒适体位 | 4 | 3 | 2 | 1 |
| 评价 | 4 | 进入角色，态度和蔼，仪表端庄、服饰整洁干净 | 4 | 3 | 2 | 1 |

## 【作业】

1. 脊柱后凸的原因及特点。

2. 脊柱压痛评估方法及意义。

3. 按护理病历书写的格式及内容，将评估结果如实记录在实训报告上。

# 实训十 神经系统评估

## 【目的】

1. 掌握神经反射评估方法。
2. 熟悉常见的神经系统病理特征的评估方法及临床意义。

## 【评估】

1. 患者的意识、语言沟通能力。
2. 环境评估：温暖舒适、光线充足。
3. 评估时间的选择。

## 【计划】

1. **环境准备** 选择安静舒适的环境。
2. **护士准备** 衣着整洁、举止端庄、态度和蔼，能尊重患者、理解同情有疾苦的评估对象。熟悉神经系统评估的内容及注意事项。
3. **用物准备** 口罩、叩诊锤、棉签、棉絮、诊查床。
4. **患者准备** 舒适体位。

## 【实施】

| 神经系统评估流程 |
| --- |

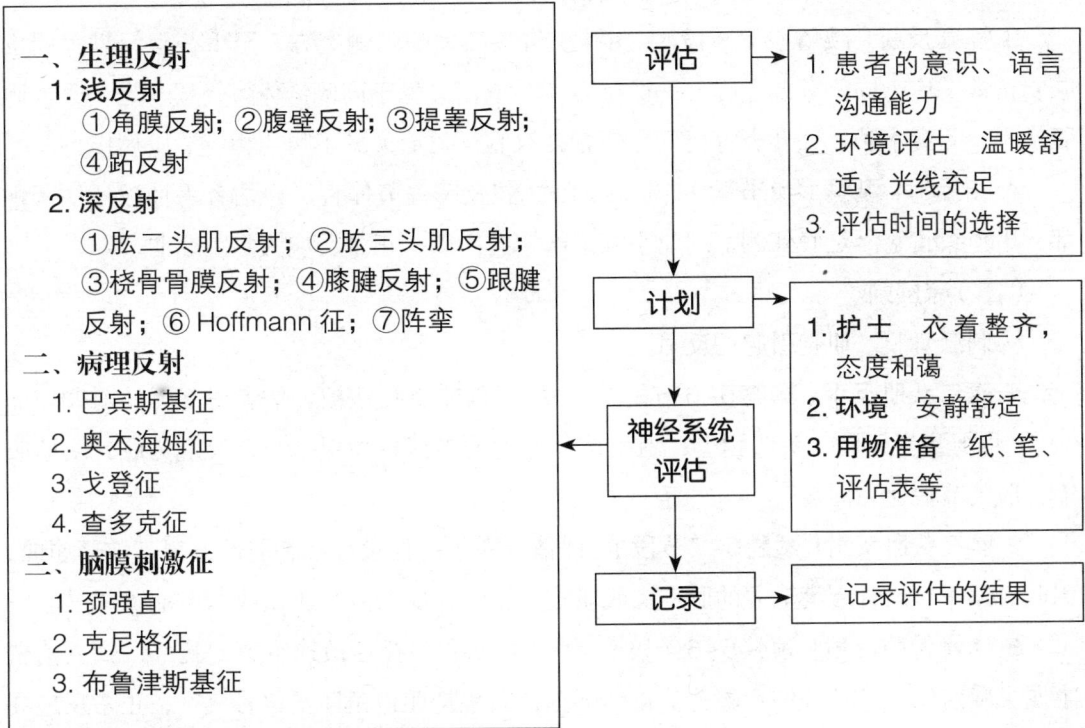

一、**生理反射**
  1.**浅反射**
    ①角膜反射；②腹壁反射；③提睾反射；
    ④跖反射
  2.**深反射**
    ①肱二头肌反射；②肱三头肌反射；
    ③桡骨骨膜反射；④膝腱反射；⑤跟腱
    反射；⑥ Hoffmann 征；⑦阵挛
二、**病理反射**
  1.巴宾斯基征
  2.奥本海姆征
  3.戈登征
  4.查多克征
三、**脑膜刺激征**
  1.颈强直
  2.克尼格征
  3.布鲁津斯基征

**评估** →
1. 患者的意识、语言沟通能力
2. 环境评估 温暖舒适、光线充足
3. 评估时间的选择

**计划** →
1. **护士** 衣着整齐，态度和蔼
2. **环境** 安静舒适
3. **用物准备** 纸、笔、评估表等

**神经系统评估** ←

**记录** → 记录评估的结果

## 一、生理反射

### （一）浅反射

为刺激皮肤或黏膜引起的反射。

**1.角膜反射** 被评估者向内上方注视，评估者用细棉签毛由角膜外缘轻触患者的角膜，正常时，被评估者眼睑迅速闭合，称为直接角膜反射。刺激一侧角膜对侧出现眼睑闭合反应称间接角膜反射。角膜反射的反射弧：传入三叉神经眼支中枢在脑桥，由面神经传出。意义：直接与间接角膜反射皆消失，见于三叉神经病变（传入障碍）；直接反射消失，间接反射存在，见于患侧面神经瘫痪（传出障碍）；角膜反射完全消失，见于深昏迷患者。

**2.腹壁反射（上胸髓7~8节段；中胸髓9~10节段；下胸髓11~12节段）** 患者仰卧，两下肢稍屈，腹壁放松，评估者用火柴杆或钝头竹签按上、中、下三个部位轻划腹壁皮肤，受刺激的部位可见腹壁肌收缩。腹壁反射的传入、传出神经皆为肋间神经。反射中枢上部腹壁位于胸髓7~8节，中部腹壁位于胸髓9~10节，下部腹壁位于胸髓11~12节。上、中、下腹壁反射皆消失见于昏迷或急性腹膜炎患者。此外，部分肥胖患者、老年人，经产妇的腹壁过于松弛也会出现腹壁反射减弱或消失。一侧腹壁反射减弱或消失见于同侧锥体束病损；双侧腹壁反射完全消失见于昏迷、急腹症。

**3.提睾反射（腰髓1~2节段）** 用钝头竹签沿大腿内侧上方，至下往上轻划大腿皮肤，正常反应为同侧睾丸上提。一侧反射减弱或消失见于同侧锥体束受损、老年人或腹股沟疝、阴囊水肿、睾丸炎等局部病变者；双侧反射消失见于腰髓相应节段病损。

**4.跖反射（骶髓1~2节段）** 患者仰卧，髋及膝关节伸直。评估者手持被评估者踝部，用钝头竹签沿足底外侧，划向小趾根部转向内侧，正常反应为足趾屈曲。

**（二）深反射**

为刺激骨膜、肌腱引起的反射。

**1.肱二头肌反射（颈髓5~6节段）** 评估者以左手托住被评估者肘部，使前臂屈曲90°，将拇指置于肱二头肌腱上，右手持叩诊锤叩击拇指指甲。正常反应为肱二头肌收缩，肘关节快速屈曲。

**2.肱三头肌反射（颈髓6~7节段）** 评估者左手托住被评估者肘部，嘱其前臂屈曲，用叩诊锤叩击尺骨鹰嘴上方的肱三头肌肌腱，正常反应为肱三头肌收缩致前臂伸展。

**3.桡骨骨膜反射（颈髓5~6节段）** 评估者以左手托住被检查者的腕部，嘱其前臂半屈半旋前位，使被评估者腕关节自然下垂，右手持叩诊锤叩击桡骨茎突，正常反应屈肘及前臂旋前。

**4.膝腱反射（腰髓2~4节段）** 坐位时，被评估者小腿完全松弛下垂，或仰卧时评估者以左手托起其膝关节使之屈曲120°，右手持叩诊锤叩股四头肌肌腱，正常反应为小腿伸展。

**5.跟腱反射（骶髓1~2节段）** 评估者可取仰卧位或坐位，仰卧位时，使被评估者屈髋屈膝，下肢外展外旋，评估者使被评估者足部背屈过伸，叩击跟腱。正常反应为腓肠肌收缩，足向跖面屈曲。

**6.Hoffmann征** 评估者以左手持被评估者腕关节上方，右手中指与示指持被评估者中指，使被评估者腕轻度过伸而其余各手指自然弯曲，然后用拇指迅速弹刮中指指甲，引起其余四指轻微掌屈，称Hoffmann征阳性，是深反射亢进的表现，也见于腱反射活跃的正常人。

深反射减弱或消失是下运动神经元的重要体征，如末梢神经炎、神经根炎。也可见于周期性瘫痪、重症肌无力、深昏迷、脑或脊髓急性损伤休克期等。深反射亢进是上运动神经元瘫痪的重要体征，见于脑血管病等。

**7.阵挛** 是指深反射亢进时，用力使相关肌肉保持一段时间的紧张状态，该组肌肉即发生节律性收缩。包括①踝阵挛：评估时嘱患者仰卧，髋及膝关节稍曲，评估者一手放于腘窝处固定患者的小腿，一手持足掌部前端，突然向小腿方向用力使患者踝关节屈曲，若出现足部屈伸交替动作即为阳性。②髌阵挛：评估者嘱患者下肢伸直，以拇指和示指固定髌骨上缘，用力向远端快速连续推动数次髌骨，若出现髌骨上下移动为阳性。阵挛的意义在于提示腱反射极度亢进。

## 二、病理反射

指锥体束受损时，大脑失去对脑干和脊髓的抑制作用而出现的踝及趾背伸反射，称锥体束征。一岁半以内的婴儿锥体束尚未发育完善，可出现上述反射。成人出现此类反射时则为病理性的。

**1.巴宾斯基征** 评估方法同跖反射。阳性反应为拇趾缓慢背伸，其余四趾呈扇形分开。

**2.奥本海姆征** 评估者以拇指和示指沿被评估者胫前自上而下滑压，阳性表现同巴宾斯基征。

**3.戈登征** 评估者用手以一定压力挤压腓肠肌，阳性表现同巴宾斯基征。

**4.查多克征** 评估者用竹签从外踝下方向前划至趾跖关节处，阳性表现同巴宾斯基征。

上述各征临床意义相同，以巴宾斯基征最常用，也最容易在锥体束损害时引出。

## 三、脑膜刺激征

为脑膜受激惹的表现，见于各种脑膜炎、蛛网膜下隙出血、颅内压增高等。

**1.颈强直** 被评估者仰卧，评估者以一手托被评估者枕部，另一手置于胸前作屈颈动作。颈强直表现为颈部僵直，被动屈颈时阻力增强。也可见于颈椎或颈部肌肉病变等。

**2.克尼格征** 被评估者仰卧，评估者先将其髋关节屈成直角，再用手抬高小腿，如在135°以内伸膝受阻伴疼痛与屈肌痉挛，则为阳性。

**3.布鲁津斯基征** 被评估者仰卧，下肢自然伸直，评估者一手托被评估者枕部，另一手置于其胸前，当头前屈时，双膝和髋关节屈曲则为阳性。

## 【注意事项】

1.评估神经反射时，有的反射难以引出，应该转移被评估者的注意力，再次评估。

2.评估神经系统时注意保护患者，以免患者跌倒损伤。

# 【考核标准】

## 神经系统评估考核标准

| 项目 | 总分 | 具体要求 | 评分标准 | | | |
|---|---|---|---|---|---|---|
| 评估 | 5 | 1. 患者的病情、意识状态、合作程度、语言沟通能力等 | 2 | 1 | 0 | 0 |
| | | 2. 环境评估：温暖舒适、光线充足，屏风遮挡 | 3 | 2 | 1 | 0 |
| 计划 | 15 | 用物准备：齐全 | 3 | 2 | 1 | 0 |
| | | 护士准备：| | | | |
| | | 1. 神经系统评估内容及评估时注意事项（提问）参阅患者相关的资料及对患者所患疾病有无了解（提问） | 3 | 2 | 1 | 0 |
| | | 2. 衣着整洁、举止端庄、态度和蔼、尊重理解同情患者及家属 | 2 | 1 | 0 | 0 |
| | | 评估时间：患者安排妥当，且患者比较方便时 | 2 | 1 | 0 | 0 |
| | | 环境安排：环境安静、适合患者病情需要，评估不受干扰、利于保护患者隐私 | 3 | 2 | 1 | 0 |
| | | 患者准备：护士提前告知患者评估的事情，患者做好评估前的准备工作 | 2 | 1 | 0 | 0 |
| 神经系统评估 | 72 | 一、生理反射 | | | | |
| | | 1. 浅反射　为刺激皮肤或黏膜引起的反射 | | | | |
| | | （1）角膜反射 | 4 | 3 | 2 | 1 |
| | | （2）腹壁反射（上胸髓 7~8 节段；中胸髓 9~10 节段；下胸髓 11~12 节段） | 4 | 3 | 2 | 1 |
| | | （3）提睾反射（腰髓 1~2 节段） | 4 | 3 | 2 | 1 |
| | | （4）跖反射（骶髓 1~2 节段） | 4 | 3 | 2 | 1 |
| | | 2. 深反射　为刺激骨膜、肌腱引起的反射 | | | | |
| | | （1）肱二头肌反射（颈髓 5~6 节段） | 4 | 3 | 2 | 1 |
| | | （2）肱三头肌反射（颈髓 6~7 节段） | 4 | 3 | 2 | 1 |
| | | （3）桡骨骨膜反射（颈髓 5~6 节段） | 4 | 3 | 2 | 1 |
| | | （4）膝腱反射（腰髓 2~4 节段） | 4 | 3 | 2 | 1 |
| | | （5）跟腱反射（骶髓 1~2 节段） | 4 | 3 | 2 | 1 |
| | | （6）Hoffmann 征 | 4 | 3 | 2 | 0 |
| | | （7）阵挛：①踝阵挛；②髌阵挛 | 4 | 3 | 2 | 0 |
| | | 二、病理反射 | | | | |
| | | 1. 巴宾斯基征 | 4 | 3 | 2 | 1 |
| | | 2. 奥本海姆征 | 4 | 3 | 2 | 1 |
| | | 3. 戈登征 | 4 | 3 | 2 | 1 |
| | | 4. 查多克征 | 4 | 3 | 2 | 1 |
| | | 三、脑膜刺激征 | | | | |
| | | 1. 颈强直 | 4 | 3 | 2 | 1 |
| | | 2. 克尼格征 | 4 | 3 | 2 | 1 |
| | | 3. 布鲁津斯基征 | 4 | 3 | 2 | 1 |
| 操作后 | 4 | 清理用物，安置患者舒适体位 | 4 | 3 | 2 | 1 |
| 评价 | 4 | 进入角色，态度和蔼，仪表端庄、服饰整洁干净 | 4 | 3 | 2 | 1 |

## 【作业】

1.脑膜刺激征的评估方法及临床意义。

2.常见病理反射的评估方法及临床意义。

3.按护理病历书写的格式及内容，将评估内容和结果如实记录在实训报告上。

## 实训十一 血液一般检查评估

### 【目的】

1.掌握红细胞计数、血红蛋白测定、白细胞计数及分类的方法。

2.熟悉红细胞、血红蛋白、白细胞的正常值及临床意义。

3.了解检验报告单的填写及结果分析。

### 【评估】

1.患者的配合情况。

2.环境评估：温暖舒适、光线充足。

3.评估时间的选择。

### 【计划】

1.**环境准备**  选择安静舒适的环境。

2.**护士准备**  衣着整洁、态度和蔼，熟悉血液一般检查评估的内容及注意事项。

3.**用物准备**  显微镜、玻璃棒、试管、微量吸管、1%盐酸（HCl）、蒸馏水、0.9%氯化钠、载玻片、推片、分类计数器。

4.**患者准备**  舒适体位。

# 【实施】

**血液一般检查评估流程**

一、红细胞计数（显微镜计数法）
  1. 原理
  2. 器材
  3. 试剂
  4. 方法
  5. 结果计算
  6. 正常参考值
  7. 临床意义
  8. 注意事项

二、血红蛋白（Hb）测定（沙利法）
  1. 原理
  2. 器材
  3. 试剂
  4. 方法
  5. 正常参考值
  6. 注意事项

三、白细胞计数（显微镜计数法）
  1. 原理
  2. 器材
  3. 试剂
  4. 方法
  5. 结果计算
  6. 正常参考值
  7. 注意事项

四、白细胞分类计数
  1. 器材
  2. 试剂
  3. 方法
  4. 正常参考值
  5. 注意事项
  6. 临床意义

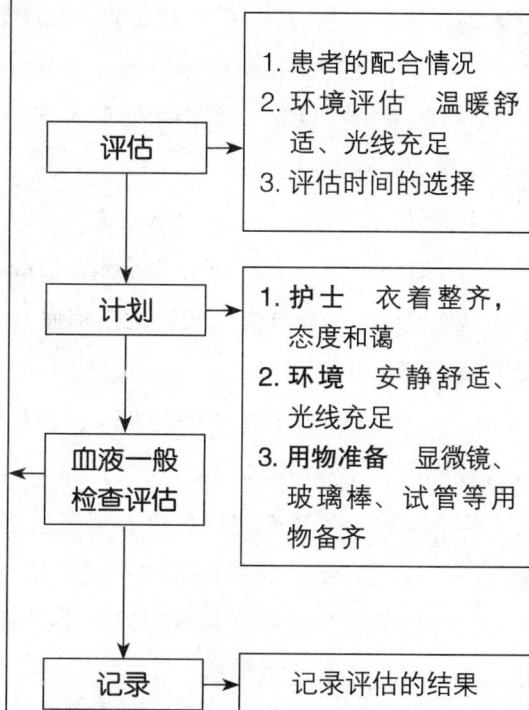

**评估** →
  1. 患者的配合情况
  2. 环境评估 温暖舒适、光线充足
  3. 评估时间的选择

**计划** →
  1. **护士** 衣着整齐，态度和蔼
  2. **环境** 安静舒适、光线充足
  3. **用物准备** 显微镜、玻璃棒、试管等用物备齐

**血液一般检查评估**

**记录** → 记录评估的结果

## 一、红细胞（RBC）计数（显微镜计数法）

**1.原理** 血液经定量等渗溶液稀释后，充入细胞计数池，在显微镜下计数，经换算求得每升血液中红细胞数量。

**2.器材**

（1）显微镜。

（2）血细胞计数板 计数板中央有两个刻度平台（计数池），计数池两侧各有一支持平台，比计数池高0.1mm，盖上盖片后计数池的深度是0.1mm。每个计数池分为9个大方格，每个大方格边长1mm，深度为0.1mm，则每个大方格体积为0.1mm³。其中四角大方格用单线划分为16个中方格，是计数白细胞用的；中央大方格用双线划分为25个中方格，每个中方格又用单线划分为16个小方格，是用来计数红细胞和血小板的。

（3）玻璃棒、试管、微量吸管等。

**3.试剂** 0.9%氯化钠。

**4.方法**

（1）取小试管一支，加0.9%氯化钠2ml。

（2）采血 用血红蛋白吸管取末梢血10μl，擦去管尖外多余血液，将血液轻轻吹入稀释液底部，立即混匀。

（3）充液 将计数池和盖片擦净，盖片盖在计数池上，用吸管或玻棒取RBC悬液充入计数池中。充液量要适宜，一次充好，不能有气泡，放置2~3分钟，让红细胞下沉。

（4）计数 将充液的计数池放到显微镜载物台上，用低倍镜（10倍）观察，如细胞分布均匀即可计数，计数时用高倍镜（40倍），计数中央大方格四个角和中央共5个中方格红细胞数。计数原则是压相邻两线的细胞计数，压另两侧线的细胞不计数，即数上不数下，数左不数右的原则。

**5.结果计算**

$$红细胞数 = R \times 5 \times 10 \times 200 \times 10^6 = R \times 10^{10}/L$$

式中R为5个中方格RBC总数，×5变为中央大方格RBC数，×10是将体积从0.1mm³变为1mm³，200是稀释倍数，×10⁶是将mm³变为L。

**6.正常参考值**

成年男性：（4.0~5.5）× 10¹²/L。

成年女性：（3.5~5.0）× 10¹²/L。

新生儿：（6.0~7.0）× 10¹²/L。

**7.临床意义** 红细胞及血红蛋白数量的变化。

（1）生理性变化 年龄、性别、妊娠、气压。

（2）病理性变化如下。

升高：①相对性升高：见于血液浓缩而引起，如休克、严重呕吐、大面积烧伤引起的脱水；②继发性增高：见于肺源性心脏病、先天性心脏病；③原发性增高：鉴于原因不明的骨髓增殖性疾病如真性红细胞增多症。

减少：各种原因引起的贫血。①造血物质缺乏引起的缺铁性贫血和巨幼红细胞性贫血；②红细胞丢失过多引起的失血性贫血；③红细胞破坏过多所引起的溶血性贫血；④骨髓功能衰竭所引起的再生障碍性贫血等。

**8.注意事项**

（1）采血部位不应有冻疮、水肿、紫绀、炎症等。

（2）采血时动作要快，以免血液凝固。

（3）混合悬液时不能用力过猛，以免产生气泡，使细胞分布不均匀。

（4）充液时必须一次充成，如未充满、有气泡、充液过多时，需擦净重新充液。

## 二、血红蛋白（Hb）测定（沙利法）

**1.原理**　血液加入稀酸溶液中后，红细胞溶解，释放出血红蛋白，血红蛋白遇酸被酸化为褐色酸化血红蛋白，褐色深浅与血红蛋白含量成正比，与标准比色板比色后测出血红蛋白含量。

**2.器材**

（1）沙利血红蛋白比色计：标准比色板及比色管。

（2）血红蛋白吸管：有10μl和20μl 2个刻度。

**3.试剂**　1%盐酸（HCl）、蒸馏水。

**4.方法**

（1）在沙利血红蛋白测定管中加1% HCl到2g%刻度处。

（2）毛细血管采血，用血红蛋白吸管取血20μl，加入比色管中的盐酸内，同时用上清冲洗净血红蛋白吸管，立即混匀，放置10~15分钟，使血红蛋白充分酸化。

（3）用滴管沿管壁滴加1%HCl或蒸馏水，边加边混匀，直到管内颜色与标准比色板一致，读取凹液面所对刻度，即为100ml血液中所含血红蛋白克数，将结果乘以10可得出每升血液中所含Hb量即g/L。

**5.正常参考值**

男性：120~160g/L。

女性：110~150g/L。

新生儿：180~190g/L。

**6.注意事项**

（1）Hb转化为酸化Hb需要一定时间，1分钟时75%被酸化，5分钟时88%被酸化，10分钟时95%被酸化，2小时100%被酸化。临床校正血红蛋白计以10~15分钟为标准，所以测定时以10~15分钟为标准。

（2）严重贫血病人Hb含量少，可取血40μl，将结果除2。

（3）稀释后比色最好是在自然光或日光灯下。

## 三、白细胞计数（显微镜计数法）

**1.原理** 用稀酸作白细胞计数稀释液，使RBC溶解，剩下白细胞用血细胞计数板计数。

**2.器材** 同红细胞计数。

**3.试剂** 1%盐酸（HCl）。

**4.方法**

（1）用吸管取1% HCl 0.38ml于小试管中。

（2）取末梢血20μl，擦去管尖多余血液，加入到稀释液中，用上清冲洗净吸管，混匀，放置2分钟，充入计数池中，放置2~3分钟再镜检。

（3）计数 将充好液的计数池放到显微镜载物台上，用低倍镜计数四角四个大方格白细胞数。

**5.结果计算**

$$白细胞数 = W/4 \times 10 \times 20 \times 10^6 = W \times 50 \times 10^6/L$$

式中W为四角四个大格白细胞数，除以4变为1个大方格白细胞数，×10由0.1mm³变为1mm³，×20稀释倍数，×10⁶由mm³变为L。

**6.正常参考值**

成人：（4.0~10.0）× $10^9$/L。

儿童：（8.0~11.0）× $10^9$/L。

**7.注意事项**

（1）采血部位不应有冻疮、水肿、紫绀、炎症等，同时也不能过度挤压采血部位，以免组织液混入影响计数结果。

（2）采血时动作要快，以免血液凝固。

（3）混合悬液时不能用力过猛，以免产生气泡，使细胞分布不均匀。

（4）充液时必须一次充成，如未充满、有气泡、充液过多时，需擦净重新充液。

（5）计数大小方格内的压线细胞时，遵循数上不数下，数左不数右的原则。

### 四、白细胞分类计数

**1.器材**　显微镜、载玻片、推片、分类计数器。

**2.试剂**　瑞氏染液：瑞氏染料0.1g，甲醇60ml，pH 6.4~6.8磷酸盐缓冲液或新蒸馏水。

**3.方法**

（1）血涂片的制备　用推片取血一小滴，放在载玻片一端，轻轻拉动推片，使血液在推片与载玻片之间散开，然后将推片与载玻片之间成30°~45°角，向前推动推片，制成厚薄适宜的血膜，放在空气中自然干燥。

（2）染色　在干燥的血膜上滴加瑞氏染液，1分钟后滴加蒸馏水混匀，染5~10分钟，用水冲掉染液，晾干。

（3）镜检　先用低倍镜观察，选择染色良好、细胞分布均匀处滴加镜油，用油镜（100倍）进行分类，计数100个白细胞中各种细胞所占百分率。

**4.正常参考值**

中性分叶粒细胞（N）：0.50~0.70。

嗜酸性分叶粒细胞（E）：0.005~0.05。

嗜碱性粒细胞（B）：0.00~0.075。

淋巴细胞（L）：0.20~0.30。

单核细胞（M）：0.01~0.08。

**5.注意事项**

（1）推血膜时速度要适中，太快血膜厚，太慢血膜薄。

（2）推血膜时角度要适中，角度大血膜厚，角度小血膜薄。

（3）推血膜时一定推到头，因病理性大细胞在尾部、边缘出现。

（4）染色时血膜要干透，否则血膜易掉。

**6.临床意义**

（1）中性粒细胞增减的临床意义　生理性变化见于年龄、时间、疼痛、情绪、妊娠、分娩等。病理性变化如下。

升高：①急性感染，如金黄色葡萄球菌、肺炎链球菌、溶血性链球菌等引起的败血症、急性风湿热、扁桃体炎等；②严重的组织损伤或大量的白细胞破坏；③急性大出血，特别是内出血；④急性中毒，如急性安眠药中毒、农药中毒；⑤白血病及恶性肿瘤。

减少：①某些革兰阴性杆菌感染，如伤寒、副伤寒；②某些病毒感染，如流感病毒感染；③某些原虫感染，如疟疾；④理化因素损伤，如接触放射线，应用氯霉素、抗肿瘤药物；⑤某些血液病，如再生障碍性贫血、非白血病性白血病；⑥其他，如系统性红斑狼疮、脾功能亢进。

（2）嗜酸性粒细胞增减的临床意义　生理性变化，如受肾上腺皮质激素分泌影响等。病理性变化如下。

升高：①过敏性疾病，如支气管哮喘、风疹、血管神经性疾病、食物过敏；②寄生虫病，如蛔虫、钩虫、肺吸虫、肝吸虫等；③某些皮肤病，如湿疹、剥脱性皮炎、银屑病；④某些恶性肿瘤，如淋巴瘤、肺癌、慢性粒细胞白血病等；⑤某些肾上腺皮质功能低下。

减少：①长期使用肾上腺皮质激素；②伤寒、副伤寒、严重烧伤、大手术后等机体处于应激状态时；③作为发热待查的鉴别指标。

（3）嗜碱性粒细胞增多的临床意义　①慢性粒细胞白血病；②嗜碱性粒细胞白血病；③某些转移癌及骨髓纤维化。

（4）单核细胞增多的临床意义　①某些感染，如亚急性感染性心内膜炎、疟疾、黑热病、结核活动期及急性感染的恢复期；②某些血液病，如粒细胞减少或粒细胞缺乏症的恢复期、淋巴瘤等；③核细胞白血病。

（5）淋巴细胞增减的临床意义。

升高：①相对性增多，绝对数并不增多，仅因分类时中性粒细胞减少而引起淋巴细胞比例增高；②绝对增多，见于某些病毒或细菌感染性疾病，如风疹、流行性腮腺炎、传染性单核细胞增多症。

减少：①相对减少见于急性化脓性感染时，因中性粒细胞比例显著增高，分类时淋巴细胞比例减少；②绝对减少主要见于接触放射线和应用肾上腺皮质激素之后。

## 【注意事项】

1.要正确采集标本，及时送检，保证标本新鲜。

2.检验完毕的标本要妥善处理，不能乱扔，按照医疗垃圾处理。

3.评价检验结果时，要结合临床资料。

## 【考核标准】

### 血液一般检查评估考核标准

| 项目 | 总分 | 具体要求 | 评分标准 | | | |
|------|------|----------|------|------|------|------|
| 评估 | 5 | 1.患者的病情、意识状态、合作程度、语言沟通能力等 | 2 | 1 | 0 | 0 |
| | | 2.环境评估：温暖舒适、光线充足，屏风遮挡 | 3 | 2 | 1 | 0 |
| 计划 | 15 | 用物准备：齐全 | 3 | 2 | 1 | 0 |
| | | 护士准备：1.血液一般评估评估内容及评估时注意事项（提问）参阅患者相关的资料及对患者所患疾病有无了解（提问） | 3 | 2 | 1 | 0 |
| | | 2衣着整洁、举止端庄、态度和蔼、尊重理解同情患者及家属 | | | | |

| 项目 | 总分 | 具体要求 | 评分标准 | | | |
|---|---|---|---|---|---|---|
| 计划 | 15 | **评估时间**：患者安排妥当，且患者比较方便时 | 3 | 2 | 1 | 0 |
| | | **环境安排**：环境安静、适合患者病情需要，评估不受干扰、利于保护患者隐私 | 3 | 2 | 1 | 0 |
| | | **患者准备**：护士提前告知患者评估的事情，患者做好评估前的准备工作 | 3 | 2 | 1 | 0 |
| 血液评估 | 72 | **红细胞（RBC）计数（显微镜计数法）** | | | | |
| | | 1. 器材（提问） | 3 | 2 | 1 | 0 |
| | | 2. 试剂（提问） | 3 | 2 | 1 | 0 |
| | | 3. 方法 学生操作 | 3 | 2 | 1 | 0 |
| | | 4. 结果计算（提问） | 3 | 2 | 1 | 0 |
| | | 5. 正常参考值（提问） | 3 | 2 | 1 | 0 |
| | | 6. 临床意义 ①生理性变化；②病理性变化 | 3 | 2 | 1 | 0 |
| | | **血红蛋白（Hb）测定（沙利氏法）** | | | | |
| | | 1. 器材（提问） | 3 | 2 | 1 | 0 |
| | | 2. 试剂（提问） | 3 | 2 | 1 | 0 |
| | | 3. 方法 学生操作 | 3 | 2 | 1 | 0 |
| | | 4. 结果计算（提问） | 3 | 2 | 1 | 0 |
| | | 5. 正常参考值（提问） | 3 | 2 | 1 | 0 |
| | | 6. 注意事项（提问） | 3 | 2 | 1 | 0 |
| | | **白细胞计数（显微镜计数法）** | | | | |
| | | 1. 器材（提问） | 3 | 2 | 1 | 0 |
| | | 2. 试剂（提问） | 3 | 2 | 1 | 0 |
| | | 3. 方法 学生操作 | 3 | 2 | 1 | 0 |
| | | 4. 结果计算（提问） | 3 | 2 | 1 | 0 |
| | | 5. 正常参考值（提问） | 3 | 2 | 1 | 0 |
| | | 6. 注意事项（提问） | 3 | 2 | 1 | 0 |
| | | **白细胞分类计数** | | | | |
| | | 1. 器材（提问） | 3 | 2 | 1 | 0 |
| | | 2. 试剂（提问） | 3 | 2 | 1 | 0 |
| | | 3. 方法 学生操作 | 3 | 2 | 1 | 0 |
| | | 4. 结果计算（提问） | 3 | 2 | 1 | 0 |
| | | 5. 正常参考值（提问） | 3 | 2 | 1 | 0 |
| | | 6. 注意事项（提问） | 3 | 2 | 1 | 0 |
| 操作后评价 | 4 | 清理用物，安置患者舒适体位 | 4 | 3 | 2 | 1 |
| | 4 | 进入角色，态度和蔼，仪表端庄、服饰整洁干净 | 4 | 3 | 2 | 1 |

【作业】

1. 查阅相关资料，了解血液分析仪的使用方法及报告单的结果分析。

2. 根据血液报告单书写实训报告一份，记录实验结果。

## 实训十二 血栓与止血评估

【目的】

1.掌握出血时间测定及凝血时间测定的方法。

2.掌握出血时间、凝血时间的参考值及临床意义。

【评估】

1.患者的配合情况。

2.环境评估：温暖舒适、光线充足。

3.评估时间的选择。

【计划】

1.**环境准备** 选择安静舒适、光线充足的环境。

2.**护士准备** 衣着整洁、态度和蔼，熟悉血栓与止血评估的内容及注意事项。

3.**用物准备** 采血针、血压计、滤纸（消毒）、秒表、注射针头、载玻片。

4.**患者准备** 舒适体位。

# 【实施】

| 血栓与止血评估流程 |
|---|

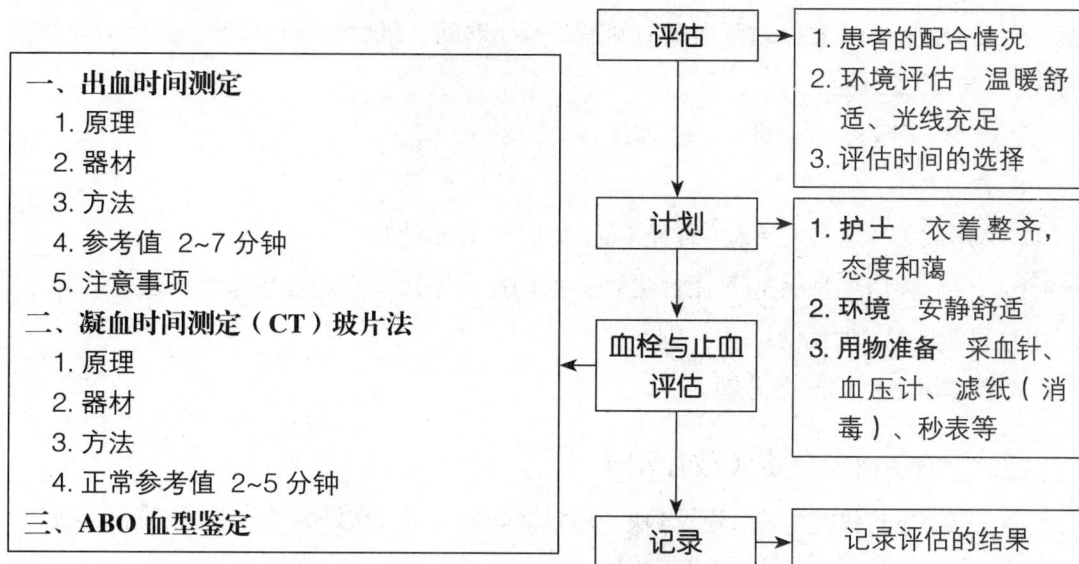

一、出血时间测定
 1. 原理
 2. 器材
 3. 方法
 4. 参考值 2~7 分钟
 5. 注意事项
二、凝血时间测定（CT）玻片法
 1. 原理
 2. 器材
 3. 方法
 4. 正常参考值 2~5 分钟
三、ABO 血型鉴定

评估 → 1. 患者的配合情况
    2. 环境评估 温暖舒适、光线充足
    3. 评估时间的选择

计划 → 1. 护士 衣着整齐，态度和蔼
    2. 环境 安静舒适
    3. 用物准备 采血针、血压计、滤纸（消毒）、秒表等

血栓与止血评估

记录 → 记录评估的结果

## 一、出血时间测定

**1. 原理** 用采血针在前臂皮肤处刺破，观察血液自然流出到自然止血所需的时间。

**2. 器材** 采血针、血压计、滤纸（消毒）、秒表。

**3. 方法**

（1）将血压计袖带缚于前臂，加压并维持一定压力。成人压力维持在40mmHg。

（2）消毒肘前窝下2cm处，用采血针刺一深为2~3mm的穿刺口。血液自然流出。启动秒表计时。

（3）间隔0.5分钟，用滤纸吸干流出的血液（滤纸不要接触皮肤），直到血液不再流出为止，停止计时并读取出血时间。

**4. 参考值** 2~7分钟。

**5. 注意事项**

（1）采血部位注意保暖。

（2）穿刺口深度严格控制在一定限度，使血液自然流出，不能挤压伤口。

（3）穿刺口长度对出血时间的影响不大，但控制在2mm左右为宜。

（4）穿刺部位要避开血管、瘢痕、水肿、溃疡等部位。

（5）操作完毕后，勿忘放松血压计袖带。

（6）评估前7小时内不能服用抗血小板药物，以免影响结果。

## 二、凝血时间测定（CT）玻片法

**1.原理** 血液离体后与异物表面接触，血液中的Ⅻ因子的激活，启动内源性凝血系统，而使血液凝固，这个过程所需时间就是凝血时间。凝血时间是检测内源性凝血系统有无异常的筛查试验。

**2.器材** 秒表、注射针头、载玻片。

**3.方法**

（1）用载玻片取一大滴血（直径5mm以上），开始计时。

（2）2分钟后，每隔30秒用针尖轻轻挑动血滴一次，直到能挑起纤维蛋白丝为止，所用时间就是凝血时间。

**4.正常参考值** 2~5分钟。

## 三、ABO血型鉴定（玻片法）

（1）取洁净的载玻片或白瓷板1块，用蜡笔画出小格，做好编号分别标记抗A、抗B。

（2）在标记好的区域内分别滴加抗A、抗B标准抗血清各一滴。

（3）加被检红细胞悬液各一滴，充分混匀，室温放置2~5分钟。

（4）清摇玻片，肉眼观察有无颗粒状凝集及凝集程度，再用低倍镜观察，判断阴性、阳性。

（5）凝集结果判断标准 ①红细胞呈均匀分布，无凝集颗粒，显微镜下红细胞分散存在，无凝集靠拢现象为阴性；红细胞出现凝集为阳性。②凝集强弱程度判断标准：有助于A、B亚型，类B抗原的发现。

# 【考核标准】

**血栓与止血评估考核标准**

| 项目 | 总分 | 具体要求 | 评分标准 | | | |
|------|------|----------|------|------|------|------|
| 评估 | 6 | 1.患者的病情、意识状态、合作程度、语言沟通能力等 | 3 | 2 | 1 | 0 |
| | | 2.环境评估：温暖舒适、光线充足，屏风遮挡 | 3 | 2 | 1 | 0 |
| 计划 | 18 | 用物准备：齐全 | 3 | 2 | 1 | 0 |
| | | 护士准备：<br>1.血栓与止血评估内容及评估时注意事项（提问）参阅患者相关的资料及对患者所患疾病有无了解（提问） | 3 | 2 | 1 | 0 |
| | | 2.衣着整洁、举止端庄、态度和蔼、尊重理解同情患者及家属 | 3 | 2 | 1 | 0 |
| | | 评估时间：患者安排妥当，且患者比较方便时 | 3 | 2 | 1 | 0 |

续表

| 项目 | 总分 | 具体要求 | 评分标准 | | | |
|---|---|---|---|---|---|---|
| 计划 | 18 | **环境安排**：环境安静、光线充足，适合患者病情需要 | 3 | 2 | 1 | 0 |
| | | **患者准备**：护士提前告知患者评估的事情，患者做好评估前的准备工作 | 3 | 2 | 1 | 0 |
| 血栓与止血评估 | 68 | **出血时间测定** | | | | |
| | | 　1. **原理**　用采血针在前臂皮肤处刺破，观察血液自然流出到自然止血所需的时间 | 4 | 3 | 2 | 1 |
| | | 　2. **器材**　采血针、血压计、滤纸（消毒）、秒表 | 4 | 3 | 2 | 1 |
| | | 　3. **方法**　学生操作 | 8 | 6 | 4 | 2 |
| | | 　4. **参考值**　2～7分钟 | 6 | 4 | 2 | 1 |
| | | **凝血时间测定（CT）玻片法** | | | | |
| | | 　1. **原理**　提问学生 | 4 | 3 | 2 | 1 |
| | | 　2. **器材**　秒表、注射针头、载玻片 | 4 | 3 | 2 | 1 |
| | | 　3. **方法**　观看学生操作是否准确 | 8 | 6 | 4 | 2 |
| | | 　4. **正常参考值**　2~5分钟 | 6 | 4 | 2 | 1 |
| | | **ABO 血型鉴定（玻片法）** | | | | |
| | | 　1. 取洁净的载玻片或白瓷板1块，用蜡笔画出小格，做好编号分别标记抗 A、抗 B； | 4 | 3 | 2 | 1 |
| | | 　2. 在标记好的区域内分别滴加抗 A、抗 B 标准抗血清各一滴； | 4 | 3 | 2 | 1 |
| | | 　3. 加被检红细胞悬液各一滴，充分混匀，室温放置2~5分钟； | 4 | 3 | 2 | 1 |
| | | 　4. 清摇玻片，肉眼观察有无颗粒状凝集及凝集程度，再用低倍镜观察，判断阴性、阳性； | 6 | 4 | 2 | 1 |
| | | 　5. 凝集结果判断标准：<br>①红细胞呈均匀分布，无凝集颗粒，显微镜下红细胞分散存在，无凝集靠拢现象为阴性；红细胞出现凝集为阳性；<br>②凝集强弱程度判断标准：有助于 A、B 亚型，类 B 抗原的发现 | 6 | 4 | 2 | 1 |
| 操作后 | 4 | 清理用物，安置患者舒适体位 | 4 | 3 | 2 | 1 |
| 评价 | 4 | 进入角色，态度和蔼，仪表端庄、服饰整洁干净 | 4 | 3 | 2 | 1 |

## 【作业】

1. 查找相关资料，了解血栓和止血的其他检验项目。

2. 根据血栓与止血报告单书写实训报告一份，记录实验结果。

# 实训十三 尿液和粪便评估

## 【目的】

1.掌握尿、便常规评估方法。

2.了解尿、便常规检验报告单的填写及结果分析。

## 【评估】

1.患者的配合情况。

2.环境评估：温暖舒适、光线充足。

3.评估时间的选择。

## 【计划】

1.**环境准备** 选择安静舒适、光线充足的环境。

2.**护士准备** 衣着整洁、态度和蔼，熟悉尿液和粪便评估的内容及注意事项。

3.**用物准备** 一次性尿杯、一次性试管、试管夹、量筒、醋酸尿蛋白试纸、酒精灯、竹签、载玻片、离心机、显微镜、离心管、15%磺柳酸试剂、改良班氏试剂、10g/L邻甲联苯胺冰醋酸溶液、0.9mol/L（3%）过氧化氢溶液、生理盐水等。

4.**患者准备** 舒适体位。

## 【实施】

| 尿液和粪便评估流程 |
|---|

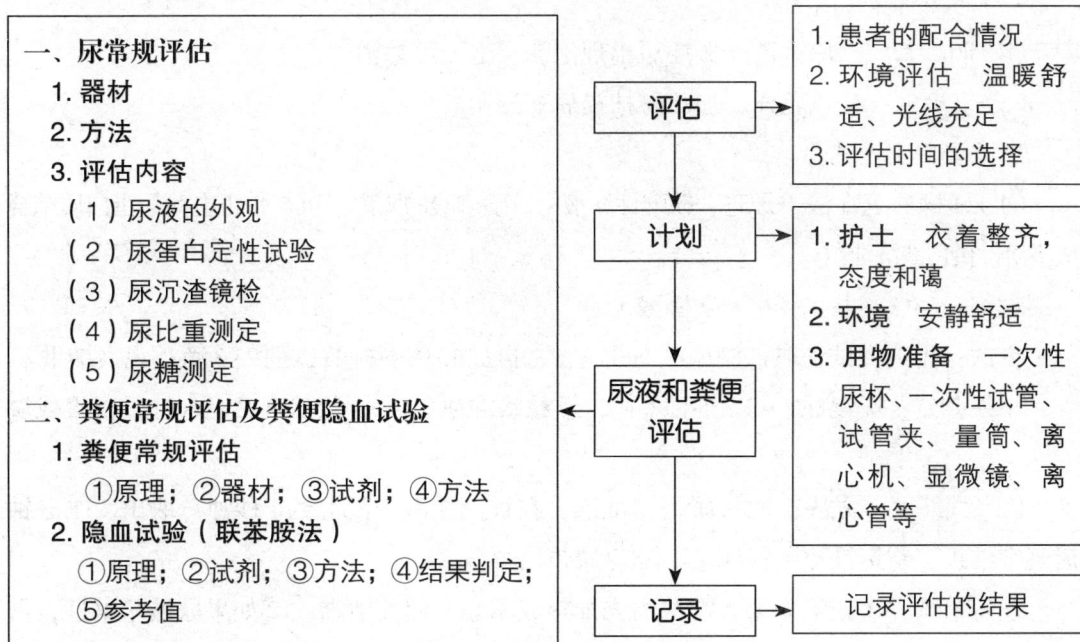

<table>
<tr>
<td rowspan="4">
一、尿常规评估<br>
  1.器材<br>
  2.方法<br>
  3.评估内容<br>
  （1）尿液的外观<br>
  （2）尿蛋白定性试验<br>
  （3）尿沉渣镜检<br>
  （4）尿比重测定<br>
  （5）尿糖测定<br>
二、粪便常规评估及粪便隐血试验<br>
  1.粪便常规评估<br>
    ①原理；②器材；③试剂；④方法<br>
  2.隐血试验（联苯胺法）<br>
    ①原理；②试剂；③方法；④结果判定；<br>
    ⑤参考值
</td>
<td>评估</td>
<td>1.患者的配合情况<br>2.环境评估 温暖舒适、光线充足<br>3.评估时间的选择</td>
</tr>
<tr>
<td>计划</td>
<td rowspan="2">1.护士 衣着整齐，态度和蔼<br>2.环境 安静舒适<br>3.用物准备 一次性尿杯、一次性试管、试管夹、量筒、离心机、显微镜、离心管等</td>
</tr>
<tr>
<td>尿液和粪便评估</td>
</tr>
<tr>
<td>记录</td>
<td>记录评估的结果</td>
</tr>
</table>

## 一、尿常规评估

### （一）器材

离心机、显微镜、离心管等。

### （二）方法

1.用离心管取尿液10ml，离心2000转/分，3~5分钟。

2.弃去上清，剩5滴左右混匀，涂在干净玻片上，镜检。

3.光线稍暗些，先用低倍镜将涂片全面检视一遍，并记录10个视野管型最低、最高数。再用高倍镜检视5~10个视野，评估各种有形物体数目如细胞、结晶等。

结果报告：各种管型，最低数~最高数/LP；各种细胞，最低数~最高数/HP。

临床意义不大的结晶等可用阳性表示或不报。

### （三）评估内容

1.**尿液的外观** 包括颜色和透明度。正常尿液是淡黄透明的，病理情况下会发生颜色和透明度改变。下面是几种常见病理性尿液。

（1）血尿　呈不同程度红色、混浊。

（2）血红蛋白尿　呈暗红色、透明。镜检无细胞，隐血试验阳性。

（3）脓尿　呈灰白色、乳白色或黄色混浊，绿脓杆菌所致的脓尿呈灰绿色混浊，镜检可见大量脓细胞白细胞。

（4）胆红素尿　深黄色，振摇后出现泡沫，泡沫不易消失。

（5）乳糜尿　白色乳样，加乙醚抽提后变透明。

**2.尿蛋白定性试验**

（1）磺柳酸沉淀法　原理：在酸性尿液中，磺柳酸的阴离子可与带正电荷的蛋白质结合成不溶性蛋白盐沉淀。

试剂：15%磺基水杨酸（磺柳酸）。

方法：用一支试管取被测尿液1ml左右，再加15%磺柳酸试剂2~3滴，观察结果。

结果判定：无混浊（－），混浊（＋），颗粒状混浊（++），絮状混浊（+++），凝聚成块（++++）。

（2）试纸法　方法：取一尿蛋白试纸，在被测尿液中浸湿约1秒钟，取出，1分钟后观察结果，与标准比色板比色，测出尿蛋白含量。

注意事项：①尿液如果太混浊需先加热或离心，使其清晰。②如果尿液呈碱性，需加1～2滴醋酸，调至酸性，否则试剂被中和影响测定结果。③加试剂后一定要在30秒内报告结果。

**3.尿沉渣镜检**　尿沉渣镜检主要是评估尿液中的有形成分，包括各种细胞、管型、结晶、结菌等。

（1）细胞、上皮细胞　鳞状上皮细胞、大圆上皮细胞、尾形上皮细胞、小圆上皮细胞。血细胞：白细胞、红细胞。

（2）管型　管型是肾小管中形成的圆柱形物体，主要由蛋白质凝固变性而成，呈平直或弯曲，大小不一，两端钝圆，分为以下几种。

透明管型：无色透明，内容均匀的管型，偶尔可附着少量颗粒。

细胞管型：在透明管型的基础上含有细胞，并且细胞量超过管型体积1/3时为细胞管型，根据细胞不同，分为红细胞管型、白细胞管型、上皮细胞管型。

颗粒管型：管型内含有颗粒，颗粒超过管型体积1/3，根据颗粒大小分为粗颗粒管型和细颗粒管型，前者外形宽大，后者短小，灰白色。

脂肪管型：颗粒管型内含有大小不等的脂肪滴，是上皮细胞变性的产物。

蜡样管型：与透明管型相似，较灰暗或蜡黄色，较粗短，易折断，常有切迹、扭曲、边缘不整。

肾衰竭管型：在透明基质上带有大量颗粒，但特别宽大而长，易断，不规则。

（3）结晶　尿中结晶主要是盐类或磺胺药物结晶。

酸性尿内常见结晶：尿酸结晶、草酸钙结晶、非晶形尿酸盐。

碱性尿内常见结晶：磷酸铵镁结晶、尿酸铵结晶、非晶形磷酸盐结晶。

**4.尿比重测定**

（1）方法　将尿液沿比重筒（或量筒）壁缓缓倒入约50ml，将比重计轻轻放入并捻转，使其不接触筒壁面浮于尿液中，读取尿液凹面处所对的比重计刻度，即为尿比重。

（2）正常参考值　1.003~1.030。

（3）注意事项　①由于尿液温度对比重结果影响较大，一般尿比重测定温度为20℃，温度每增高3℃，测得尿比重结果应增加0.001，每低3℃测得尿比重应减少0.001，但温度不能太低，否则盐类析出失去测定意义。②尿量太少时，用蒸馏水稀释1倍后再测，将测得结果的末尾两位数乘2即得原尿比重，但易产生误差，不常应用。

**5.尿糖测定**

（1）改良班氏法　原理：葡萄糖具有还原性醛基（-CHO），在热碱性溶液中能使高价铜离子还原为氧化亚铜（$Cu_2O$），而出现砖红色沉淀。

试剂：改良班氏试剂。

器材：酒精灯、试管夹、试管等。

方法：在试管中加班氏试剂20滴，加热至沸，如不变色，再加待测尿液2滴（试剂与尿比例不超过10∶1），再煮沸2分钟，冷却后观察结果。

结果判断：因标本所含葡萄糖（-CHO）量不同，则生成的$Cu_2O$量不同，与过剩试剂混合呈现不同颜色。蓝色（-），绿色（+），黄绿色（++），土黄色（+++），砖红色（++++）。

（2）试纸法　方法：取一支尿糖试纸条，在被测尿中浸湿约1秒钟，取出，1分钟后与标准比色板比色，得出相应尿糖含量。

## 二、粪便常规评估及便隐血试验

**1.粪便常规评估**

（1）原理　将粪便与生理盐水混合制成涂片，显微镜下观察其成分变化。

（2）器材　显微镜、竹签、载玻片。

（3）试剂　生理盐水。

（4）方法　①制备涂片：取洁净载玻片1张，加生理盐水1~2滴，用竹签挑取外观异常的粪便（外观无异常可从不同部位取材），与生理盐水混合制成涂片，涂片面积占玻片的2/3，厚度以能透视纸上字迹为佳。②观察：涂片加盖玻片后，观察有无炎性物质、血细胞、寄生虫卵、虫体等。

结果报告：以低倍镜报告寄生虫卵、原虫和食物残渣等；以高倍镜所见最低值和最高值报告细胞。

（5）参考值　无红细胞、不见或偶见白细胞，无寄生虫卵，可见少量食物残渣。

**2.隐血试验（联苯胺法）**

（1）原理　血红蛋白中的亚铁血红素有类似过氧化物酶作用，能分解过氧化氢而放出新生态氧，将联苯胺氧化为联苯胺蓝而显蓝色。

（2）试剂　10g/L邻甲联苯胺冰醋酸溶液、0.9mol/L（3%）过氧化氢液。

（3）方法　取粪便少许涂在硫酸纸上，加1%联苯胺醋酸溶液1滴再加3%过氧化氢1~2滴，立即观察颜色。

（4）结果判定　立即出现蓝绿色（++++）、30秒内出现蓝绿色（+++）、30秒~1分钟出现蓝绿色（++）、1~2分钟出现蓝绿色（+）、5分钟不显色（-）。

（5）参考值　阴性。

# 【注意事项】

**1.尿液标本采集**　为保证尿液评估结果的正确性，正确留取标本必须注意以下几点。

（1）收集容器要清洁、干燥、一次性使用，有较大开口便于收集。

（2）避免阴道分泌物、月经血、粪便等污染。

（3）无干扰化学物质如表面活性剂、清洁剂等混入。

（4）做好姓名、病室等必要的标记。

（5）收集尿液，如收集定时尿，容器应足够大，并加盖。

（6）做细菌培养，应在无菌条件下用无菌容器收集中段尿液。

（7）尿液收集2小时内送检，以免发生细菌繁殖、蛋白变性、有形成分溶解等。

**2.粪便标本的采集注意事项**

（1）用清洁、干燥、不渗不漏的容器留取新鲜标本并立刻送检。

（2）应尽量取脓血部分、其量为拇指头大小即可。

（3）查原虫标本冬季注意保温。

（4）做细菌培养需用无菌带盖容器留取标本。

（5）不能用灌肠后标本送检，但可用肛诊套黏附的粪便送检。

（6）用化学法做隐血试验的标本应素食3天后留取。

（7）粪便中不能混入尿液和消毒剂。

（8）因过氧化氢不稳定，长时间放置可使反应减弱，实验前应评估其是否有效，可将过氧化氢滴于未染色的血涂片上，如产生泡沫则表示有效。

（9）粪便标本必须及时送检，否则灵敏度降低。

## 【考核标准】

尿液和粪便评估考核标准

| 项目 | 总分 | 具体要求 | 评分标准 | | | |
|---|---|---|---|---|---|---|
| 评估 | 5 | 1. 患者的病情、意识状态、合作程度、语言沟通能力等 | 2 | 1 | 0 | 0 |
| | | 2. 环境评估：温暖舒适、光线充足，屏风遮挡 | 3 | 2 | 1 | 0 |
| 计划 | 15 | 用物准备：齐全 | 3 | 2 | 1 | 0 |
| | | 护士准备：<br>1. 尿液和粪便评估内容及评估时注意事项（提问）参阅患者相关的资料及对患者所患疾病有无了解（提问） | 3 | 2 | 1 | 0 |
| | | 2. 衣着整洁、举止端庄、态度和蔼、尊重理解同情患者及家属 | 2 | 1 | 0 | 0 |
| | | 评估时间：患者安排妥当，且患者比较方便时 | 2 | 1 | 0 | 0 |
| | | 环境安排：环境安静、适合患者病情需要，评估不受干扰、利于保护患者隐私 | 3 | 2 | 1 | 0 |
| | | 患者准备：护士提前告知患者评估的事情，患者做好评估前的准备工作 | 2 | 1 | 0 | 0 |
| 尿液和粪便评估 | 72 | 尿常规评估的器材：离心机、显微镜、离心管等 | 4 | 3 | 2 | 1 |
| | | 尿常规评估的方法：学生操作 | 4 | 3 | 2 | 1 |
| | | 尿常规评估的评估内容<br>1. 尿液的外观　包括颜色和透明度 | 4 | 3 | 2 | 1 |
| | | 2. 尿蛋白定性试验　①磺柳酸沉淀法；②试纸法 | 4 | 3 | 2 | 1 |
| | | 3. 尿沉渣镜检　包括各种细胞、管型、结晶、结菌等 | 4 | 3 | 2 | 1 |
| | | 4. 尿比重测定<br>（1）方法：观看学生操作 | 4 | 3 | 2 | 1 |
| | | （2）正常参考值：1.003~1.030（提问） | 4 | 3 | 2 | 1 |
| | | 5. 尿糖测定<br>（1）改良班氏法 | 4 | 3 | 2 | 1 |
| | | （2）试纸法 | 4 | 3 | 2 | 1 |
| | | 粪便常规评估<br>1. 原理　将粪便与生理盐水混合制成涂片，显微镜下观察其成分变化 | 4 | 3 | 2 | 1 |
| | | 2. 器材　显微镜、竹签、载玻片 | 4 | 3 | 2 | 1 |
| | | 3. 试剂　生理盐水 | 4 | 3 | 2 | 1 |
| | | 4. 方法　①制备涂片；②观察 | 4 | 3 | 2 | 1 |

续表

| 项目 | 总分 | 具体要求 | 评分标准 | | | |
|---|---|---|---|---|---|---|
| 尿液和粪便评估 | 72 | **隐血试验（联苯胺法）** | | | | |
| | | 1. 原理 | 4 | 3 | 2 | 1 |
| | | 2. 试剂 10g/L 邻甲联苯胺冰醋酸溶液、0.9mol/L（3%）过氧化氢 | 4 | 3 | 2 | 1 |
| | | 3. 方法 取粪便少许涂在硫酸纸上，加 1% 联苯胺醋酸溶液 1 滴再加 3% 过氧化氢 1~2 滴，立即观察颜色 | 4 | 3 | 2 | 1 |
| | | 4. 结果判定 提问学生 | 4 | 3 | 2 | 1 |
| | | 5. 参考值 阴性 | 4 | 3 | 2 | 1 |
| 操作后 | 4 | 清理用物，安置患者 | 4 | 3 | 2 | 1 |
| 评价 | 4 | 进入角色，态度和蔼，仪表端庄、服饰整洁干净 | 4 | 3 | 2 | 1 |

# 【作业】

1. 查找相关资料，了解尿液及粪便评估项目异常的临床意义。

2. 根据尿液和粪便报告单书写实训报告一份，记录实验结果。

## 实训十四 正常心电图评估

### 【目的】

1. 掌握心电图的描记。
2. 认识正常心电图的各波、段和间期。
3. 学会正确测量正常心电图的各波、段和间期。
4. 学会电轴的分析测量。
5. 学会心电图的分析步骤。

### 【评估】

1. 患者的配合情况。
2. 环境评估：温暖舒适、光线充足。
3. 描记心电图时间的选择。

### 【计划】

1. **环境准备**  选择安静舒适、光线充足的环境。
2. **护士准备**  衣着整洁、态度和蔼，熟悉正常心电图操作及分析的内容及注意事项。
3. **用物准备**  十二道心电图机、导电膏、棉签、小分规。
4. **患者准备**  舒适体位。

# 【实施】

## 正常心电图评估流程

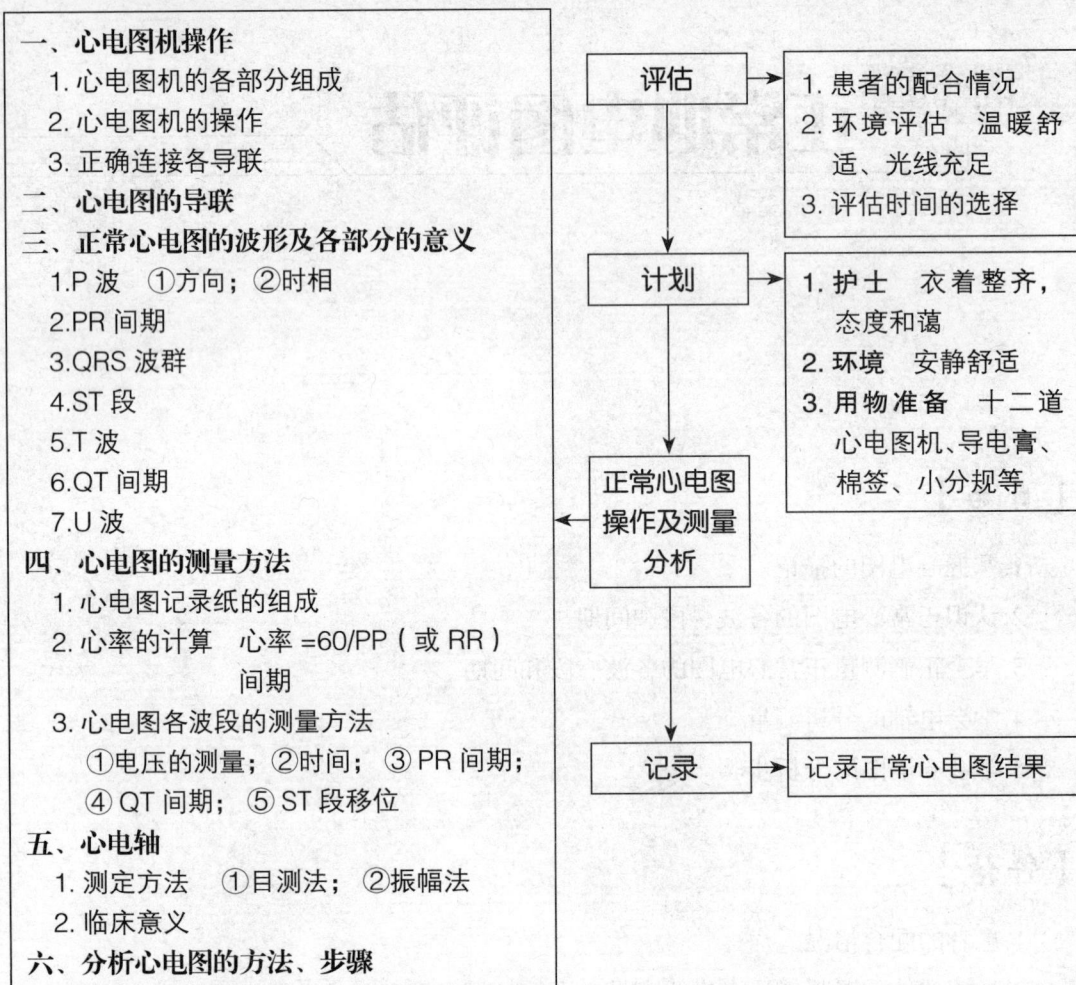

**一、心电图机操作**
1. 心电图机的各部分组成
2. 心电图机的操作
3. 正确连接各导联

**二、心电图的导联**

**三、正常心电图的波形及各部分的意义**
1. P 波　①方向；②时相
2. PR 间期
3. QRS 波群
4. ST 段
5. T 波
6. QT 间期
7. U 波

**四、心电图的测量方法**
1. 心电图记录纸的组成
2. 心率的计算　心率 =60/PP（或 RR）间期
3. 心电图各波段的测量方法
　①电压的测量；②时间；③ PR 间期；④ QT 间期；⑤ ST 段移位

**五、心电轴**
1. 测定方法　①目测法；②振幅法
2. 临床意义

**六、分析心电图的方法、步骤**

---

**评估** → 1. 患者的配合情况 2. 环境评估　温暖舒适、光线充足 3. 评估时间的选择

**计划** → 1. 护士　衣着整齐，态度和蔼 2. 环境　安静舒适 3. 用物准备　十二道心电图机、导电膏、棉签、小分规等

**正常心电图操作及测量分析**

**记录** → 记录正常心电图结果

---

## 一、心电图机操作

**1.心电图机的各部分组成**　包括电流计、放大器和记录器三部分，由一个主机和许多导联线、电极板组成。

**2.描记心电图**

（1）环境要求　室内保持温暖（不低于18℃），以避免因寒冷而引起的肌电干扰。检查床不宜过窄，床旁不要摆放电器,心电图机电源线远离检查床和导联电线。

（2）准备工作　①操作前确保心电图机性能合格。②使用交流电源的心电图机必须接可靠的地线。③对初次接受心电图完成者，必须事先做好解释工作，消除紧张心理。④除急症外，一般情况下要求受检者平静休息5分钟后接受完成，避免饱餐或吸烟后完成。⑤嘱受检者解开上衣，取仰卧位，四肢放松，不要移动，呼吸平稳，暴露两手腕与两下肢内侧。⑥避免受检者的四肢接触铁床、墙壁或地，以及与他人发生皮肤接触。

（3）皮肤处理 ①若放置电极部位的皮肤污垢或毛发过多，则应预先清洁皮肤或剃毛。可用乙醇擦净皮肤上的油脂，以消除皮肤阻力，减少伪差。②在人体放置电极处涂抹导电膏或盐水、乙醇、清水，位置为两上肢在手腕关节内侧上方3cm处，两下肢在内踝上部约7cm处以及胸前导联相应部位。但尽可能避免用盐水、乙醇、清水代替导电膏，因为这三种处理方法使皮肤接触阻抗较大，极化电位很不稳定。

（4）接通电源及地线 如有交流电干扰，可按下抗交流电干扰键（HUM），尽量避免使用该键或同时使用去肌颤滤波（EMG），因可使心电图波幅下降15%以上，导致心电图波形失真。

（5）常规记录走纸速度一般选择25mm/s，标准灵敏度1mV=10mm（即增益，指输入1mV电压时，描笔偏转幅度10mm）。记录过程中，若发现某些导联心电图电压太高或太低，可通过调整灵敏度来记录合格的心电图。

（6）常规记录12导联 若怀疑右位心或急性心肌梗死等病变者应加做相应导联。

（7）用手动方式记录心电图时，每次切换导联后，必须等到基线稳定后再启动记录纸，一般每导联描记3~5个心动周期，每人次大约记录1分钟。

（8）有心律失常时可按需要延长记录时间，一般选Ⅱ、$V_1$导联。

（9）记录过程中遇基线不稳及干扰时，应完成导联线与心电图机的连接或检查电极是否松脱。

（10）描记结束后，关闭电源开关。

（11）在描记好的心电图纸上注明受检者的姓名、性别、年龄及记录时间（年、月、日、小时、甚至分钟）等，同时标记各导联。

## 二、心电图导联

将电极置于体表的任何两点，并通过导联线分别与心电图机的正负两极相连，这种记录心电图的电路连接方法称为心电图导联。

电极位置和连接方法不同，可组成不同的导联。目前临床上常用的心电图的导联有以下几种。

**1.肢导联** 包括双极肢导联和加压单极肢导联。

（1）双极肢导联 亦称标准导联，反映两个肢体之间的电位差。肢体导联的电极放置部位有3个，即右上肢（R）、左上肢（L）和左下肢（F），通过不同的连接方法组成6

个导联。标准导联的连接见表14-1。

表 14-1　双极肢导联连接法

| 导联名称 | 正极（探查电极） | 负极（探查电极） |
|---|---|---|
| 标准导联Ⅰ | 左上肢 | 右上肢 |
| 标准导联Ⅱ | 左下肢 | 右上肢 |
| 标准导联Ⅲ | 左下肢 | 左上肢 |

（2）加压单极肢体导联　此种波形振幅较小，故采用加压的方法使测得电位升高，以便于检测，称之为加压单极肢体导联。连接方法见表14-2。

表 14-2　加压单极肢导联连接法

| 导联名称 | 探查电极位置 |
|---|---|
| 加压单极右上肢导联（aVR） | 右上肢 |
| 加压单极左上肢导联（aVL） | 左上肢 |
| 加压单极左下肢导联（aVF） | 左下肢 |

**2.胸导联**　即将探测电极分别置于心前区不同部位，将无效电极连接于右臂、左臂和左腿连成的中心电端上（见表14-3）。

表 14-3　胸导联探查电极的体表位置

| 胸导联 | 探查电极位置 |
|---|---|
| $V_1$ 导联 | 胸骨右缘第 4 肋间 |
| $V_2$ 导联 | 胸骨左缘第 4 肋间 |
| $V_3$ 导联 | $V_2$ 与 $V_4$ 连线的中点 |
| $V_4$ 导联 | 左锁骨中线与第 5 肋间相交处 |
| $V_5$ 导联 | 左腋前线与 $V_4$ 同一水平 |
| $V_6$ 导联 | 腋中线与 $V_4$ 同一水平 |

做心电图检查时，导线连接位置必须准确无误。目前，国产心电图机的导线用不同的颜色标示，以免连接错误。肢体导联的导线有红、黄、绿（蓝）、黑4种颜色，其中红色导线接右上肢，黄色导线接左上肢，绿（蓝）色导线接左下肢，黑色导线接右下肢。胸导联为白色导线，其末端有明确标记，分别标明 $V_1$~$V_6$ 导联或 $C_1$~$C_6$ 导联，分别连在相应胸导联正极的体表位置上（图14-1）。

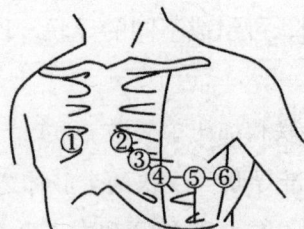

图 14-1　胸导联探测电极位置

## 三、正常心电图的波形及各部分的意义

在每一心动周期内，一个正常的心电图有6个波由左至右称为P、Q、R、S、T及U波，除此，心电图还有"段"（PR段、ST段等）以及"间期"（PR间期和QT间期等）（图14-2）。

**1.P波** P波代表心房激动时所产生的电位变化。

方向：Ⅰ、Ⅱ、aVF、$V_4$~$V_6$导联均向上，而aVR导联中P波倒置；其余等导联中P波可向上、倒置或呈双向。

时相：正常向上的P波顶部圆滑。P波的时限不超过0.11秒，肢体导联电压<0.25mV,胸导联电压<0.20mV。

**2.PR间期** 自P波起点至QRS波群起点的间隙为PR间期。PR间期表示激动经过心房、房室结到达心室所需的时间。正常数值为0.12~0.20秒。PR间期延长常代表房室传导阻滞。

**3.QRS波群** QRS波群的形成是代表几个部分激动过程所产生的电压变化的综合波。正常QRS波群的时间不超过0.10秒。在标准导联中，每个导联的QRS波群振幅的绝对值相加大于0.5mV，若小于0.5mV则称低电压。胸导联每个导联QRS波群振幅绝对值相加应大于8mV。

图 14-2　正常心电图的波形及各部分

**4.ST段** 起自QRS波群终点至T波起点的线段，ST段应在等电位线，但可稍向上或向下偏移。若ST段上、下偏移超过正常范围，可见于心脏病变等。

**5.T波** T波代表心室激动复原时的电压变化。在正常情况下，T波的方向应与QRS波群的主波方向一致。T波的振幅在肢体导联一般是0.2~0.5mV，在胸导联可能高达1.2~1.5mV。

**6.QT间期** 代表心室激动开始到复极完毕所需的时间。正常范围是0.36~0.44秒。QT间期延长可见于心肌病变。

**7.U波** 代表心室传导纤维的复极。一般方向与T波一致，应较T波为低，通常不超过0.05mV。

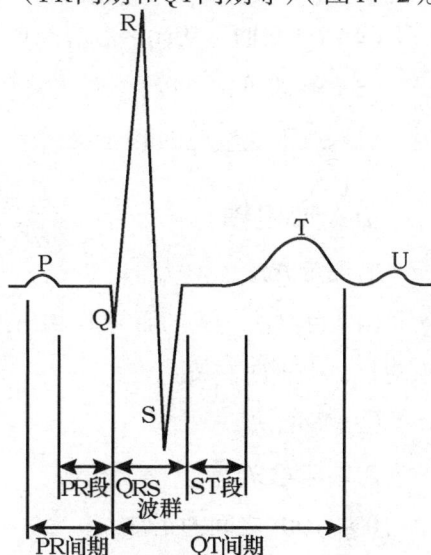

## 四、心电图的测量方法

**1.心电图记录纸的组成**

**2.心率的计算** 心率=60/PP（或RR）间期。

**3.心电图各波段的测量方法**

（1）电压的测量 向上的波，从基线上缘垂直量至波峰；向下的波，从基线下缘垂

直量至波底。

（2）时间　从波的起始部内缘，量至该波终止部内缘。

（3）PR间期　从P波起始点量至QRS波群起点之间的距离。

（4）QT间期　从QRS波群起点量至T波终点。

（5）ST段移位　以J点后0.04秒点为基点，上升时，自基线上量至ST段上缘；下移时，自基线下缘量至ST段下缘。

## 五、心电轴

### 1.测定方法

（1）目测法　Ⅰ与Ⅲ导联QRS波群主波均向上，电轴不偏；尖对尖，电轴向右偏，口对口，电轴向左偏。

（2）振幅法。

### 2.临床意义

0°～+90°之间为正常。

0°～-30°为轻度左偏，见于横位心及左室大。

-30°～-90°为显著左偏，见于左前分支阻滞。

+90°～+110°为轻度右偏，见于垂直心、右室大。

+110°以上为显著右偏，见于左后分支阻滞及重度右偏。

## 六、分析心电图的方法、步骤

（1）将各导联心电图按标准肢体导联、加压单极肢体导联及胸前导联排列。评估各导联有无技术误差，电压标准化是否正确等。所谓电压标准化，就是记录心电图时，调节电流计的灵敏度，当电流计通过1mV电压的电流时，记录笔偏动应为10mm，不足或超过10mm，则会影响波形电压测量的准确性。

（2）评估每个心动周期、是否有P波，以及P波与QRS波群的关系是否正常，以确定心脏的节律究竟属正常或异常。

（3）用分规测量PP间隔是否规律，测定时限，计算心率，计算的方法是，将60秒除以PP间隔时间，即得每分钟心率。例如PP间隔为0.8秒，则心率=60÷0.8=75次/分。如遇心房颤动等心律不齐，则计3秒内的QRS波群数，乘以20，即为每分钟心室率。用同法可测心房率。

（4）评估P波的形态、振幅及宽度，Ⅱ导联及aVF和V$_1$导联的P波一般较为明显着重在这些导联辨认及测量波。

（5）测量PR间期，在标准导联中，选择P波宽而明显且有Q波的导联进行测量，如无Q波，则在有明显P波及QRS波群最宽的导联中测量之。

（6）观察各导联QRS波群的波形，测量振幅，主要注意$V_1$、$V_5$、aVL及aVF导联，测量QRS波群时限，以时限最长的导联为准。

（7）测量平均电轴，测量时只要求Ⅰ及Ⅲ导联QRS波群波幅的代数和即可求出平均电轴。

（8）评估ST段有无偏移及其偏移程度，以无偏移或上下偏移若干毫伏表示。

（9）评估各导联T波的形态、方向及高度。方向以向上、倒置及双向表示；高度以正常、低平及平坦表示。

（10）测定QT间期，选择T波较高且终点明显的导联测量。

（11）根据分析所得资料，掌握心电图改变的主要特征，做出心电图诊断。

## 【注意事项】

1.环境要求安静温暖舒适，屏风遮挡。

2.被检查者在检查的过程中要平静呼吸、放松、不能多动、手表脱下等。

3.检查过程中，注意保护检查者隐私。

4.操作后要及时标记被检查者的姓名、日期等信息。

## 【考核标准】

正常心电图评估考核标准

| 项目 | 总分 | 具体要求 | 评分标准 | | | |
|---|---|---|---|---|---|---|
| 评估 | 5 | 1.患者的病情、意识状态、合作程度、语言沟通能力等 | 2 | 1 | 0 | 0 |
| | | 2.环境评估：温暖舒适、光线充足，屏风遮挡 | 3 | 2 | 1 | 0 |
| 计划 | 15 | 用物准备：齐全 | 3 | 2 | 1 | 0 |
| | | 护士准备：<br>1.正常心电图操作及测量分析内容及操作时注意事项（提问） | 3 | 2 | 1 | 0 |
| | | 2.衣着整洁、态度和蔼、尊重理解同情患者及家属 | 2 | 1 | 0 | 0 |
| | | 评估时间：患者安排妥当，且患者比较方便时 | 2 | 1 | 0 | 0 |
| | | 环境安排：环境安静、适合患者病情需要，操作不受干扰、利于保护患者隐私 | 3 | 2 | 1 | 0 |
| | | 患者准备：提前告知患者做心电图的事情，患者做好准备 | 2 | 1 | 0 | 0 |
| 正常心电图操作及测量分析 | 72 | 心电图机操作<br>1.认识心电图机的各部分组成 | 4 | 3 | 2 | 1 |
| | | 2.会进行心电图机的描记 | 4 | 3 | 2 | 1 |

续表

| 项目 | 总分 | 具体要求 | 评分标准 | | | |
|---|---|---|---|---|---|---|
| 正常心电图操作及测量分析 | 72 | **心电图导联** | | | | |
| | | 1. 肢导联　标Ⅰ、标Ⅱ、标Ⅲ、aVR、aVL、aVF | 4 | 3 | 2 | 1 |
| | | 2. 胸导联　$V_1$、$V_2$、$V_3$、$V_4$、$V_5$、$V_6$ | 4 | 3 | 2 | 1 |
| | | **正常心电图的波形及各部分的意义** | | | | |
| | | 1. P波　方向，时相（提问学生） | 4 | 3 | 2 | 1 |
| | | 2. PR间期（提问学生） | 4 | 3 | 2 | 1 |
| | | 3. QRS波群（提问学生） | 4 | 3 | 2 | 1 |
| | | 4. ST段（提问学生） | 4 | 3 | 2 | 1 |
| | | 5. T波（提问学生） | 4 | 3 | 2 | 1 |
| | | 6. QT间期（提问学生） | 4 | 3 | 2 | 0 |
| | | 7. U波　代表心室传导纤维的复极（提问学生） | 2 | 1 | 0 | 0 |
| | | **心电图的测量方法** | | | | |
| | | 1. 心电图记录纸的组成 | 4 | 3 | 2 | 1 |
| | | 2. 心率的计算　心率=60/PP（或RR）间期 | 4 | 3 | 2 | 1 |
| | | 3. 心电图各波段的测量方法 | | | | |
| | | （1）电压的测量：向上的波，从基线上缘垂直量至波峰；向下的波，从基线下缘垂直量至波底 | 4 | 3 | 2 | 1 |
| | | （2）时间：从波的起始部内缘，量至该波终止部内缘 | 4 | 3 | 2 | 1 |
| | | （3）PR间期：从P波起始点量至QRS波群起点之间的距离 | 2 | 1 | 0 | 0 |
| | | （4）QT间期：从QRS波群起点量至T波终点 | 2 | 1 | 0 | 0 |
| | | （5）ST段移位：以J点后0.04秒点为基点，上升时，自基线上量至ST段上缘；下移时，自基线下缘量至ST段下缘 | 2 | 1 | 0 | 0 |
| | | **心电轴** | | | | |
| | | 1. 测定方法　目测法：Ⅰ与Ⅲ导联QRS波群主波均向上，电轴不偏；尖对尖，电轴向右偏，口对口，电轴向左走。 | 4 | 3 | 2 | 1 |
| | | 2. 临床意义　（提问学生） | 4 | 3 | 2 | 1 |
| 操作后 | 4 | 清理用物，安置患者舒适体位 | 4 | 3 | 2 | 1 |
| 评价 | 4 | 进入角色，态度和蔼，仪表端庄、服饰整洁干净 | 4 | 3 | 2 | 1 |

## 【作业】

书写并提交心电图实验报告一份。

## 实训十五　异常心电图评估

【目的】

1.熟悉几种常见异常心电图的特点。

2.熟悉心电图各波段的测量方法。

【评估】

1.患者的配合情况。

2.环境评估：温暖舒适、光线充足，屏风遮挡。

3.评估时间的选择。

【计划】

1.**环境准备**　选择安静温暖舒适、光线充足的环境。

2.**护士准备**　衣着整洁、态度和蔼，熟悉异常心电图评估的内容及注意事项。

3.**用物准备**　十二道心电图机、导电膏、棉签、小分规。

4.**患者准备**　舒适体位。

# 【实施】

## 异常心电图评估流程

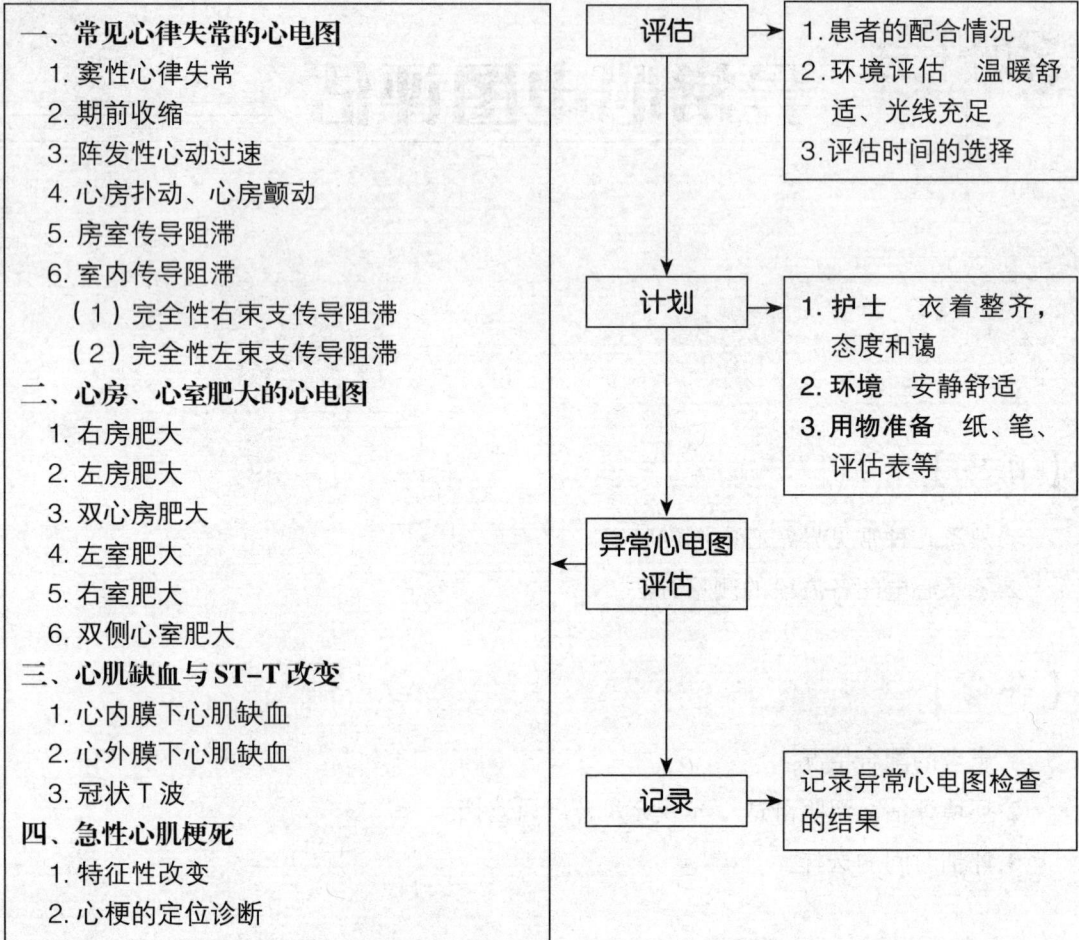

一、常见心律失常的心电图
  1. 窦性心律失常
  2. 期前收缩
  3. 阵发性心动过速
  4. 心房扑动、心房颤动
  5. 房室传导阻滞
  6. 室内传导阻滞
    （1）完全性右束支传导阻滞
    （2）完全性左束支传导阻滞
二、心房、心室肥大的心电图
  1. 右房肥大
  2. 左房肥大
  3. 双心房肥大
  4. 左室肥大
  5. 右室肥大
  6. 双侧心室肥大
三、心肌缺血与ST-T改变
  1. 心内膜下心肌缺血
  2. 心外膜下心肌缺血
  3. 冠状T波
四、急性心肌梗死
  1. 特征性改变
  2. 心梗的定位诊断

**评估** →
1. 患者的配合情况
2. 环境评估　温暖舒适、光线充足
3. 评估时间的选择

**计划** →
1. 护士　衣着整齐，态度和蔼
2. 环境　安静舒适
3. 用物准备　纸、笔、评估表等

**异常心电图评估**

**记录** →
记录异常心电图检查的结果

## 一、常见心律失常的心电图特点

### 1. 窦性心律失常

（1）窦性心动过速　①成人心率>100次/分；②有时可伴有轻度ST-T改变。

（2）窦性心动过缓　心率<60次/分。

（3）窦性心律不齐　PP间距差>0.12秒。

### 2. 期前收缩（又称早搏）

（1）房性早搏　①有提早出现的P'波，其形态与窦性P波有一定差异；②P'后QRS波群形态一般与同导联窦性QRS波群形态一致，亦可不一致，称房早伴室内差异性传导，P'后有时也可无QRS波群，称房早未下传或受阻型房早；③代偿间歇不完全。

（2）交界性早搏　①有提早出现的QRS波群，其形态与同导联窦性QRS波群基本一致，亦可不一致，称交界性早搏伴室内差异性传导；②异位QRS波群前、后可有逆行性P波，也可没有；③有完全性代偿间歇。

（3）室性早搏　①有提前出现的宽大畸形的QRS波群（QRS波群时间＞0.12秒），其前无提早出现的P波；②有完全性代偿间歇。

### 3.阵发性心动过速

（1）室上性阵速　①连续出现三个或三个以上快速、匀齐的QRS波群，QRS波群呈室上型（即QRS波群不增宽变形，时限＜0.10秒）；②频率多为150~240次/分。

（2）室性阵速　①连续三个或三个以上快速、宽大畸形的QRS波群（即QRS间期＞0.12秒），心律基本匀齐；②频率多为140~200次/分钟。

### 4.心房扑动、心房颤动

（1）房扑　①P波消失，代之以一系列大小一致、间隔均匀、形状相似的锯齿状的F波（Ⅱ、Ⅲ、aVF），频率250~350次/分钟；②心室律一般规则。

（2）房颤　①P波消失，代之以一系列大小不一，间隔不等、形状各异的f波（f波以V$_1$导联最明显），频率350~600次/分钟；②心室律绝对不规则，房颤如伴有Ⅲ度AVB，则心室律慢而规则。

### 5.房室传导阻滞（AVB）

（1）一度AVB　①每个P波后均有QRS波群；②PR间期延长＞0.20秒。

（2）二度AVB　①二度Ⅰ型AVB（文氏型）：PR间期逐次延长，直至P波后有QRS波群脱漏，呈周期性；RR间距逐次缩短。②二度Ⅱ型AVB（莫氏Ⅱ型）：PR间期固定（时限可正常或延长），部分P波不能下传而出现QRS波群脱漏。

（3）三度AVB　P与QRS波群无关（即完全性房室分离）；PP间距＜RR间距（即房率快于室率）。

### 6.室内传导阻滞

（1）完全性右束支传导阻滞（CRBBB）　①QRS间期≥0.12秒；②V$_1$、V$_2$呈rsR'型或呈宽大而有切迹的R波（即M型），以R波为主的导联（V$_5$、V$_6$、Ⅰ、Ⅱ、aVL）常有粗钝的S波；③ST-T改变：V$_1$、V$_2$、ST段压低，T波倒置。

（2）完全性左束支传导阻滞（CLBBB）　①QRS间期≥0.12秒；②V$_5$、V$_6$呈粗钝或有切迹的R波，一般无q波，亦很少有S波；V$_1$、V$_2$呈rS型且S波粗钝或呈宽大的QS波；③电轴左偏；④ST-T改变：ST-T方向与QRS波群主波方向相反。

## 二、心房、心室肥大的心电图表现

**1.右房肥大** P波高尖，振幅≥0.25mV，以Ⅱ、Ⅲ、aVF导联表现突出，又称肺型P波。

**2.左房肥大** P波宽≥0.12秒，常呈双峰，两峰间距≥0.04秒，又称二尖瓣型P波。Ptf：P波终末电势，是$V_1$导联负相P波振幅与时间的乘积。左房肥大时，$V_1$导联Ptf≤−0.04mm·s。

**3.双心房肥大** ①P波宽≥0.12秒，振幅≥0.25mV；②$V_1$导联P波高大双相，上下振幅超过正常范围。

**4.左室肥大** ①QRS波群电压增高，$V_5$或$V_6$导联的R波>2.5mV，或$R_{V_5}+S_{V_1}$>4.0mV（男性）或>3.5mV（女性）；肢体导联：Ⅰ导联的R波>1.5mV，aVL导联的R波>1.2mV，aVF导联的R波>2.0mV，或$R_Ⅰ+S_Ⅲ$>2.5mV；②电轴左偏；③QRS波群时间延长到0.10~0.11秒，但一般<0.12秒；④伴ST−T改变者，称左室肥大伴劳损。

**5.右室肥大** ①$V_1$导联R/S≥1，$V_5$导联R/S≤1；②$R_{V_1}+S_{V_5}$>1.05mV；③电轴右偏≥+90°。

**6.双侧心室肥大** ①大致正常心电图，因双侧心室电压同时增高，互相抵消；②单侧心室肥大心电图，只表现出一侧心室肥大，而另一侧心室大的图形被掩盖。

## 三、心肌缺血与ST−T改变

**1.心内膜下心肌缺血** 相应导联T波高大直立，ST段压低。

**2.心外膜下心肌缺血** 相应导联T波倒置，ST段抬高。

**3.冠状T波** 冠心病患者心电图上出现倒置深尖、双肢对称的T波，反映心外膜下心肌缺血或有透壁性心肌缺血，亦见于心内膜下心梗及透壁性心梗患者。

## 四、急性心肌梗死

**1.特征性改变** ①ST段抬高呈弓背向上型；②坏死型改变：病理性Q波或QS波；③缺血型改变：T波倒置。

**2.心梗的定位诊断**

Ⅰ、Ⅱ、Ⅲ下壁。

Ⅰ、aVL、$V_6$侧壁。

$V_1$、$V_2$、$V_3$前间壁。

$V_3$、$V_4$、$V_5$前壁。

$V_1$、$V_2$、$V_3$、$V_4$、$V_5$广泛前壁。

## 【注意事项】

诊断心电图时，紧密结合病史，临床表现及其他评估资料。

## 【考核标准】

异常心电图评估考核标准

| 项目 | 总分 | 具体要求 | 评分标准 | | | |
|---|---|---|---|---|---|---|
| 评估 | 5 | 1. 患者的病情、意识状态、合作程度、语言沟通能力等 | 2 | 1 | 0 | 0 |
| | | 2. 环境评估：温暖舒适、光线充足，屏风遮挡 | 3 | 2 | 1 | 0 |
| 计划 | 15 | 用物准备：齐全 | 3 | 2 | 1 | 0 |
| | | 护士准备：<br>1. 异常心电图评估内容及注意事项（提问）参阅患者相关的资料及对患者所患疾病有无了解（提问） | 3 | 2 | 1 | 0 |
| | | 2. 衣着整洁、举止端庄、态度和蔼、尊重理解同情患者及家属 | 2 | 1 | 0 | 0 |
| | | 评估时间：患者安排妥当，且患者比较方便时 | 2 | 1 | 0 | 0 |
| | | 环境安排：环境安静、适合患者病情需要，评估不受干扰、利于保护患者隐私 | 3 | 2 | 1 | 0 |
| | | 患者准备：护士提前告知患者评估的事情，患者做好评估前的准备工作 | 2 | 1 | 0 | 0 |
| 异常心电图 | 72 | **常见心律失常的心电图特点**<br>**1. 窦性心律失常**<br>（1）窦性心动过速：①成人心率 > 100 次 / 分；②有时可伴有轻度 ST-T 改变 | 4 | 3 | 2 | 1 |
| | | （2）窦性心动过缓：心率 < 60 次 / 分 | 4 | 3 | 2 | 1 |
| | | （3）窦性心律不齐：PP 间距差 > 0.12 秒 | 4 | 3 | 2 | 1 |
| | | **2. 期前收缩（早搏）**<br>（1）房性早搏 | 4 | 3 | 2 | 1 |
| | | （2）交界性早搏 | 4 | 3 | 2 | 1 |
| | | （3）室性早搏 | 4 | 3 | 2 | 1 |
| | | **3. 阵发性心动过速**<br>（1）室上性阵速 | 4 | 3 | 2 | 1 |
| | | （2）室性阵速 | 4 | 3 | 2 | |
| | | **4. 心房扑动、心房颤动** | 4 | 3 | 2 | 1 0 |
| | | **5. 房室传导阻滞（AVB）** | 4 | 3 | 2 | 0 0 |
| | | **6. 室内传导阻滞** | 4 | 3 | 2 | 0 |
| | | **心房、心室肥大的心电图表现**<br>**1. 右房肥大** P 波高尖，振幅 ≥ 0.25mV | 4 | 3 | 2 | 1 |
| | | **2. 左房肥大** P 波宽 ≥ 0.12 秒，常呈双峰，两峰间距 ≥ 0.04 秒 | 4 | 3 | 2 | 1 |
| | | **3. 双心房肥大** | 4 | 3 | 2 | 1 |
| | | **4. 左室肥大** | 4 | 3 | 2 | 1 |
| | | **5. 右室肥大** | 4 | 3 | 2 | 1 |

续表

| 项目 | 总分 | 具体要求 | 评分标准 | | | |
|---|---|---|---|---|---|---|
| 异常心电图 | 72 | **心肌缺血与ST-T改变** | 4 | 3 | 2 | 1 |
| | | **急性心肌梗死**<br>1. 特征性改变 　①ST段抬高呈弓背向上型；②坏死型改变：病理性Q波或QS波；③缺血型改变：T波倒置 | 4 | 3 | 2 | 1 |
| | | 2. 心梗的定位诊断 | | | | |
| 操作后 | 4 | 清理用物，安置患者舒适体位 | 4 | 3 | 2 | 1 |
| 评价 | 4 | 进入角色，态度和蔼，仪表端庄、服饰整洁干净 | 4 | 3 | 2 | 1 |

## 【作业】

典型异常心电图的报告单写在实训报告上。

## 实训十六　X线评估

### 【目的】

1.了解X线诊断的临床意义及应用范围。

2.了解肺、心脏、骨关节常见病X线影像特征。

### 【评估】

1.患者的配合情况。

2.环境评估：温暖舒适、光线充足。

3.评估时间的选择。

4.X线机是否能正常使用。

### 【计划】

1.**环境准备**　选择X线检查室，安静舒适、光线充足的环境。

2.**护士准备**　衣着整洁、态度和蔼，熟悉X线评估的内容及注意事项。

3.**用物准备**　X线机是否正常，X光片、教学光盘、录像带等。

4.**患者准备**　去掉身上金属物品，摆放合适体位。

# 【实施】

| X 线评估流程 |
| --- |

一、**X 线的检查方法**
  1. 普通检查
  2. 特殊检查
  3. 造影检查

二、**X 线检查的临床应用**
（一）呼吸系统
  1. 检查方法　透视、摄片、体层摄影、支气管造影
  2. 正常 X 线表现
  3. 基本病变的 X 线表现
（二）循环系统
  1. 评估方法　①普通检查评估；②造影检查评估
  2. 正常的 X 线表现
  3. 基本病变的 X 线表现
（三）消化系统
  1. 正常表现
  2. 异常表现
（四）骨、关节系统
  1. 正常表现
  2. 异常表现　①骨的基本病变；②关节的基本病变
（五）泌尿系统
  1. 正常表现
  2. 异常表现　①泌尿系统结石；②泌尿系统结核

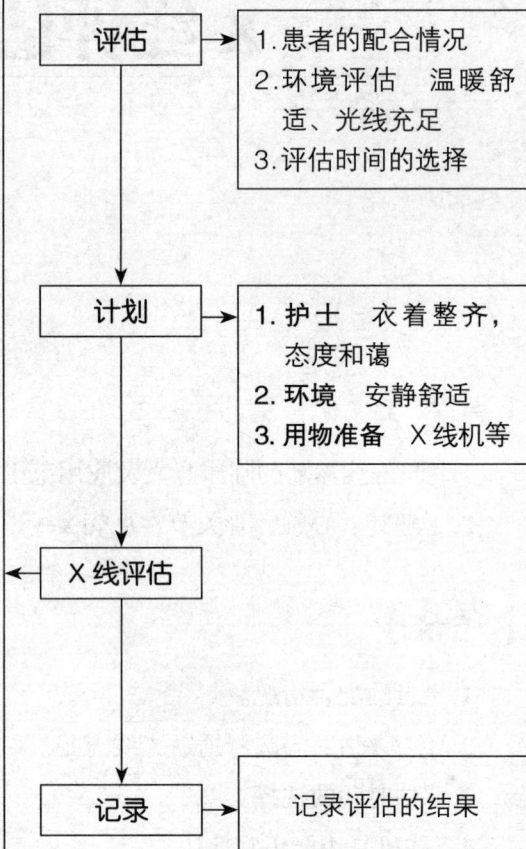

**评估** →
1. 患者的配合情况
2. 环境评估　温暖舒适、光线充足
3. 评估时间的选择

**计划** →
1. **护士**　衣着整齐，态度和蔼
2. **环境**　安静舒适
3. **用物准备**　X 线机等

**X 线评估**

**记录** → 记录评估的结果

## 一、X线的检查方法

**1.普通检查**　包括透视和摄片。

（1）透视的主要优点是设备简便、费用经济、操作灵活、快速、可对器官做多方位形态的动态观察。用于胸部检查，也用于胃肠钡餐、钡灌肠或心血管造影等检查。

（2）摄片是利用透过人体的X线使胶片感光摄取影像的检查方法。其优点是成像清晰，可作为客观记录留存，便于复查时对照。用于胸部、腹部、四肢、头颅、骨盆及脊柱的检查。

**2.特殊检查**　包括软线摄影、体层摄影和荧光摄影等。

（1）体层摄影　常用于肺、支气管、脊柱、肾脏等部位的检查。

（2）软线摄影　是软组织摄影中目前常见的一种摄影方法。软线摄影利用各种组织对不同质的软X线的吸收量有显著差别的原理，使密度相差不大的脂肪、肌肉和腺体等软组织在感光胶片上形成对比良好的影像，有利于观察软组织特别是乳房的形态变化及癌肿等疾病。

**3.造影检查**　造影检查是将造影剂引入缺乏自然对比的器官内或其周围，使之产生人工对比显示其形态和功能的方法。

（1）造影剂　通常分为两类，即高密度造影剂和低密度造影剂。

（2）造影方法　①直接引入法：是把造影剂通过人体自然腔道、瘘管和体表穿刺等方法注入体内的造影方法；②生理排泄法：是使造影剂经口服或静脉注射等方式引入人体内后，选择性地经某一器官的生理排泄、积聚和浓缩作用，暂时停留在其通道内，从而使器官显影的方法。

（3）造影检查前评估及造影反应的处理　常规准备：各种造影检查都有相应的检查前准备和注意事项，必须认真准备，以保证检查满意和患者的安全。应备好抢救药品和器械，以备急需。

在造影剂中，钡剂较安全。造影反应中，以碘剂过敏较常见，有时较严重。应用碘剂时，要注意：①先了解患者有无药物过敏史和造影检查的禁忌证，如严重心、肾疾病和过敏体质等。②向患者解释造影过程，以求得充分合作。③造影前均应进行碘过敏试验，过敏反应阴性才能进行造影检查。过敏试验方法有：皮下试验（3%造影剂0.1ml注入皮内，10~15分钟后观察，局部红晕超过1.5cm为阳性反应），舌下试验（将数滴造影剂置于舌下，5分钟后观察，如有舌发麻、变厚、肿胀等，为阳性反应），静脉注射法（一般用30%造影剂1ml静脉注射后，观察15分钟，如出现胸闷、头昏、恶心、呕吐、打喷嚏和荨麻疹等，则为阳性反应）。④做好抢救准备，在过敏试验或造影过程中出现过敏反应时，根据反应轻重，进行处理。一般来说，轻度反应者，无需特殊处理，症状可自行消失，必要时可注射脱敏药物。严重过敏反应如有外周循环衰竭、心脏骤停、惊厥、喉头水肿、呼吸困难等表现者，应立即终止造影检查，并进行抗休克、抗过敏和对症治疗。呼吸困难应给氧，周围循环衰竭应给去甲肾上腺素，心脏骤停则需立即进行体外心脏按压。

（4）各器官、系统X线检查前的准备。

支气管造影：检查前1日做碘过敏试验；痰量过多者，于检查前1日行体位引流排痰。为了减少支气管内分泌物，造影前15分钟可遵医嘱给被检查者肌肉注射阿托品或654-25~10mg；检查前6小时及检查后2小时应禁食；严重咳嗽者可遵医嘱给予镇咳药物；过于紧张者可遵医嘱给予少量镇静剂。

胃肠钡餐造影：造影前3日内禁止服用含重金属药物和影响胃肠道功能的药物，如钙、铁、镁剂和阿托品、多潘立酮等；造影前应禁食、禁饮10小时以上；对幽门梗阻病人，造影前先进行透视观察，如发现有胃内容物应尽量抽净，以免影响造影效果。

钡灌肠造影（结肠造影）：是将硫酸钡从肛门灌注到被检查者的结肠及回肠末段使其在X线下显影的逆行性肠道检查方法。对疑有结肠穿孔者列为禁忌证。造影前1日应进半流质少渣饮食，下午至晚间应饮水1000ml左右。造影前2小时应进行清洁灌肠，检查当日晨应空腹；对于需要做气钡双重造影者，在检查前1日晚应服缓泻剂导泻；准备排便器，为造影检查结束时病人急于排便备用。

心血管造影：将造影剂快速注入心脏和大血管，显示其内部结构影像及功能情况的检查方法。由于此检查比较复杂且有一定痛苦和危险，所以必须事先做好充分准备及必要的安全抢救措施。检查前1日备皮、做碘过敏试验；禁食6小时以上。

脑血管造影：检查前查出血和凝血时间；检查前1日备皮、做碘过敏试验；检查前4~6小时禁食。

## 二、X线检查的临床应用

### （一）呼吸系统

**1.检查方法** 呼吸系统X线检查方法有普通检查、特殊检查、支气管造影检查。

（1）普通检查 ①透视：是最常用的方法。转动患者观察，可以发现被心脏、骨骼等遮盖的病变。呼吸时，可以观察肺野透明度的变化，膈肌活动度的变化，以及病变形态的变化。②摄片：常规摄胸部正位片（及前后位）。此外，根据需要还可选择侧位、前弓位、斜位等不同位置摄片。

（2）特殊检查 体层摄影用于了解病变的形态、结构及其周围的关系；了解支气管腔有无阻塞、狭窄、扩张、中断或受压；还可以观察肺门增大的原因。

（3）支气管造影　直接观察支气管。

**2.正常X线表现**　正常胸部X线影像是胸腔内、外各种组织和器官重叠的综合投影。

（1）胸廓　由软组织及骨骼构成，胸片上能够看到的软组织有胸锁乳突肌及锁骨上皮肤皱褶、胸大肌、女性乳房及乳头等。构成胸廓的骨性结构包括肋骨、肩胛骨、锁骨、胸骨和胸椎。

（2）肺　含有空气的肺在胸片上显示为透明区域，称为肺野。肺门影是肺动静脉、支气管和淋巴组织的复合投影。肺纹理由肺动脉、肺静脉及淋巴管组成，在胸片上表现为起自肺门的向肺野呈放射状分布的逐渐变细的干树枝状阴影。

（3）气管及支气管　气管起于环状软骨下缘，在第5、6胸椎水平分为左右主支气管，分叉部下壁形成隆突。

（4）胸膜　分为脏层和壁层，正常情况下不显影，只有在胸膜反褶处X线与胸膜走行方向水平时，才显示为线状致密影。

（5）纵隔　正常纵隔位置居中，卧位或呼气时短而宽，立位及吸气窄而长。病理情况下，纵隔可出现移位，或在呼吸时发生纵隔左右摆动。

（6）膈　正常呈圆顶形，左右两叶。膈在外侧及前、后方与胸壁相交形成肋膈角，在内侧与心脏形成心膈角。呼吸时两膈上下呈对称运动，活动范围为1~3cm，深呼吸时可达3~6cm。

**3.基本病变的X线表现**

（1）支气管阻塞性改变。

肺不张：支气管完全阻塞，肺泡内空气逐渐被吸收，肺脏萎缩，容积缩小，称为肺不张。按阻塞范围和部位分为局限性肺不张、肺叶不张和一侧性肺不张。局限性肺不张X线表现多为局部斑片状致密影，其周围有透明的气肿带。肺叶不张X线表现为肺叶体积缩小，密度均匀增高，肺纹理聚拢，叶间裂向不张的肺叶呈向心性移位。一侧性肺不张X线表现为患侧肺野呈均匀致密影，患侧横膈上升，胸部和肋间隙均变窄。

肺气肿：弥漫性肺气肿X线表现为双侧肺野透亮度增高，肺纹理纤细、稀疏，双侧横膈位置低，膈面变平，运动度减低，肋间隙增宽，纵隔狭长。过度膨胀的肺泡可发生破裂，多个破裂合并成较大的空腔，有一极薄的壁，称为肺大泡。

（2）肺部病变。

渗出与实变：渗出是机体急性炎症的反应。渗出性病变表现为密度略高、较均匀的云絮状影，边缘模糊，渗出扩散至整个肺叶时则形成实变。渗出性病变见于肺炎、渗出性肺结核、肺出血及水肿等。在吸收过程中，由于渗出液并非同时吸收，因而病变密度失去其均匀的特点。

增殖：病灶一般不大，多限于腺泡范围内，呈结节状，密度较高，边缘较清楚，或似梅花瓣状，无明显融合趋势。增殖性病变常见于肺结核、各种慢性肺炎及肉芽肿性肺炎等。

纤维化：纤维化病灶表现为条索状影，密度高，走行僵直。如病变被较大的纤维组织取代，则形成密度高，边缘清晰地块影，气管、纵隔、肺门可被牵拉移位。局限性纤维化见于肺炎、肺脓肿和肺结核等，弥漫性纤维化多见于弥漫性间质肺炎、尘肺、特发性肺间质纤维化等。

钙化：钙化呈高密度影、边缘锐利、形状不一的斑点状、团块状或球形影。不同病变的钙化形态可以不同，有些具有一定的特征性。多见于肺或淋巴结干酪性结核病灶的愈合阶段，某些肺内肿瘤组织或囊肿壁也可发生钙化。

肿块：肺内肿瘤以形成肿块为特征，依据肿块的大小、形态、密度、有无空洞或钙化、周边肺野的改变等可大致区分良性肿瘤或恶性肿瘤。

空洞与空腔：肺组织坏死后，坏死物沿引流支气管排出体外，在肺内残留的腔隙即成为空洞。空腔是指肺内腔隙的病理性扩大，其X线表现与空洞相似，但壁很薄，内无液体。

（3）胸膜病变。

胸腔积液：多种疾病可累及胸膜产生胸腔积液，积液量在300ml以上时，X线检查只能确定积液的多少及部位，却难以确定其性质。少量积液时，X线表现仅为肋膈角变钝，能随呼吸或体位改变而移动。中等量积液时，肺野下部和膈面、肋膈角均被液体遮蔽，下肺野呈一片均匀致密影，上缘较淡，呈一外高内低的弧线，随深呼吸发生明暗的变化。大量积液时，患者胸腔呈广泛均匀致密影，患侧肋间隙增宽，纵隔向对侧移位。

气胸：空气进入胸腔形成气胸。由于胸腔内气体将肺压缩，使被压缩的肺与胸壁间出现透明含气区，其中无肺纹理存在。

液气胸：胸腔内液体和气体并存，为液气胸。明显的液气胸立位检查可见横贯胸腔的液面，液面上方为空气和压缩的肺。气体较少时，则只见液面而不易看到气腔。

胸膜肥厚、粘连、钙化：轻度粘连肥厚表现为肋膈角变浅、变平，呼吸时膈运动受限，膈顶牵拉平直，膈上缘幕状突起。广泛胸膜肥厚呈现沿胸廓内缘分布的带状致密影，同侧肋间隙变窄，纵隔向患侧移位。胸膜钙化表现为片状，不规则点状或条状高密度影（图16-1）。

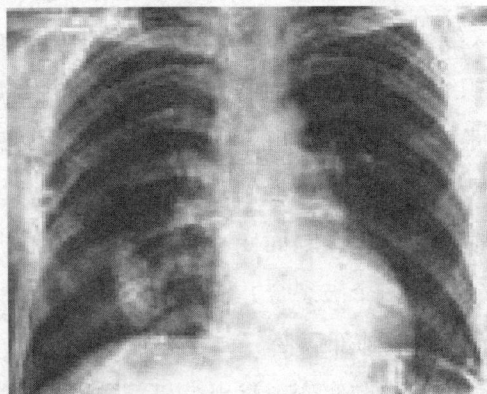

图 16-1　胸膜钙化

（二）循环系统

### 1.评估方法

（1）普通检查评估 透视是心脏、大血管X线检查的首选方法，能从不同角度观察心脏和大血管的形状、搏动及其与周围结构的关系；摄片常采用心脏三位片，即后前位、右前斜位、左前斜位。

（2）造影检查评估 心血管造影是将造影剂快速注入心脏和大血管腔内，使其显影的一种方法。能够详细地显示血流动力学方面的改变和心肺、大血管内部的解剖结构及其功能状况。

### 2.正常的X线表现 
心脏、大血管居于两肺之间，其大部分边缘部与肺组织相邻，具有良好自然对比，因而适合于X线检查。心脏各房室在平片上的投影相互重叠，必须通过多种位置的观察，才能对各个房室及大血管的形态得出比较完整的立体概念。

（1）后前位 有左右两缘。心右缘分上下两段，上段略平直，为上腔静脉与升主动脉的复合影；下段由右心房所组成。心左缘分为三段，自上而下依次为主动脉结、肺动脉段、左心室段。

（2）右前斜位 前缘自上而下为升主动脉、肺动脉主干前缘和肺动脉圆锥、右心室。后缘上段由气管、上腔静脉组成并相互重叠、下段大部分由左心房构成，仅膈后一小部分为右心房。

（3）左前斜位 前缘自上而下为升主动脉、右心房和右心室。后缘上方为左心房、左心室。可见由升主动脉、主动脉弓、降主动脉所围绕成的一透亮区，称为主动脉窗，窗内有左主支气管的阴影。透视下要注意大血管搏动幅度的观察。

### 3.基本病变的X线表现

（1）心脏增大 心脏增大是心脏疾病的重要征象，包括心肌肥厚和心腔扩大，X线检查很难将二者区别开。从X线影像判断心脏是否增大，最简单的方法是心胸比率法，即在后前位的胸部X线片上测量心脏最大横径和胸廓内壁最宽横径，两者的比值即称心胸比率。我国人的正常数值为 $0.45 \pm 0.03$，即心脏最大横径一般不超过胸廓横径的二分之一。①左心房增大：常见于二尖瓣病变、左心衰竭、动脉导管未闭等。X线表现为：后前位心左缘出现四弓影，或称"新三弓"，心右缘出现双房影；右前斜位及左侧位食管钡餐检查，可见食管中段或略偏下的局限性压迹和压迫移位；左前斜位，心后缘上段左心房向后上方隆凸，可推压使左主支气管向后上方移位或变窄。②左心室增大：常见于高血压、瓣膜性心脏病等。X线表现为：后前位可见左室段延长，心尖下移；心腰凹陷呈"主动脉型"心；左前斜位心后缘下段向后向下凸出，转动60°以后左室仍与脊柱重叠。③右心室增大：常见于二尖瓣狭窄、肺源性心脏病、肺动脉高压、法洛四联症等。X线表现为：后前位心尖上翘、圆隆，肺动脉段凸出、相反搏动点下移；右前斜位，心前缘向前隆凸，心前间隙变小或消失；左前斜位右室隔断延长，室间沟向后移位。④右心房增大：常见于右心衰竭、房间隔缺损等。X线表现为：后前位右心缘下段向右膨凸，常以右心房高大于心高一半为增大的表现；左前斜位心前缘上段向上或向下膨凸，有时与其下方构成成角现象。

（2）肺循环异常 ①肺充血：指肺动脉中血流量增多。常见于左向右分流的先天性心脏病、甲状腺功能亢进和贫血等。X线表现为肺动脉段突出，两肺门影增大，肺纹理成比例增粗，向外伸展，边缘清楚、锐利。透视可见肺动脉段和两侧肺门血管搏动增强，即"肺门舞蹈"征。②肺淤血：指静脉回流受阻，血液瘀滞于肺内。常见于二尖瓣疾病或左心功能不全。X线表现为两肺纹理增多、增粗，边缘模糊，以中、下肺野明显。肺淤血严重时于肋膈角处可见到与外侧胸壁垂直的间隔线，长约2~3cm，宽约1mm，为肺静脉压升高引起渗出液存留在小叶间隔内所致。③肺血减少：指肺血流量减少，由右心排血受阻所引起。X线表现为肺门影缩小；肺野内纹理普遍细小、稀疏；肺野透明，清晰。严重肺血减少时，可由支气管动脉建立侧支循环，在肺野内显示为很多细小、扭曲而紊乱的网状血管影。

### （三）消化系统

由于消化系统的器官缺乏天然对比，普通检查不能显示各消化器官，必须借助人工对比，才能显示其形态及解剖关系等。因此，造影检查是胃肠道X线检查最常用的方法。

#### 1.正常表现

（1）食管 有3个压迹，自上而下为主动脉弓、左主支气管和左心房压迹。食管黏膜皱襞表现为2~6条纤细纵行条状透亮影，下端与胃小弯黏膜皱襞相连。食管充盈时宽度达2~3cm，边缘光整。在吞咽动作或受食团刺激时出现对称性、波浪形、自上而下的蠕动波。

（2）胃 分为胃底、胃体、胃窦三部分。胃黏膜皱襞的可塑性很大，与疏松的黏膜下层组织密切相关。胃的形态与体型和胃本身的张力有关，一般分为牛角胃、鱼钩胃、无力胃和瀑布胃。正常胃底部的皱襞粗而弯曲成不规则网状，胃体部小弯侧黏膜皱襞较细、整齐，并与小弯平行，靠大弯处渐粗而斜行，胃窦部黏膜皱襞与小弯平行或斜行。

（3）十二指肠 分为球部、降部、水平部和升部。球部呈轮廓光滑整齐的等腰三角形或圆锥形，黏膜皱襞呈纵行条纹，降部黏膜皱襞呈羽毛状。

（4）空肠和回肠 空肠上接十二指肠，于中腹部逐渐移行于回肠，无明显分界；回肠经回盲瓣连接于结肠。空肠黏膜皱襞较密集，呈环形条纹或羽毛状，蠕动活跃；回肠黏膜皱襞分布较稀，回肠末端的黏膜皱襞常纵行走向。

（5）结肠　充盈时可见大致对称的结肠袋，降结肠以下黏膜皱襞稀少，以纵行为主。

**2.异常表现**

（1）形态改变　①位置改变：消化道在腹腔内有相对固定的位置，当其本身或邻近器官发生病变时可以改变位置。②黏膜皱襞的改变：是指病变侵及黏膜和黏膜下层后所引起的改变。常表现为：黏膜破坏，黏膜皱襞影像消失、中断，多因恶性肿瘤侵蚀所致；黏膜皱襞增宽和迂曲，有黏膜和黏膜下层炎性浸润、肿胀和结缔组织增生所致；黏膜皱襞纠集，表现为皱襞从四周向病变区集中，呈车辐状或放射状，常由慢性溃疡产生瘢痕收缩所致。③狭窄与扩张：炎症、肿瘤、瘢痕、粘连、痉挛、外压或发育不良等均可使消化道管腔产生局部狭窄，狭窄边缘可整齐、对称或不规则，视病情而定。狭窄的近侧管道常出现扩张。④充盈缺损：病变向消化道腔内突出，使该处不能被造影剂充盈而形成缺损，称为充盈缺损。良性病变边缘多光滑整齐，边缘不规则者多为恶性表现。⑤龛影：胃肠道内壁因病变侵蚀造成的溃烂部分被造影剂填充后显示的影像称龛影，是溃疡性病变的X线征象。当X线从切线位投射时，表现为向腔外突出的阴影。正位表现为中心密度高的小圆点，周围有带状透亮区环绕。⑥憩室：胃肠壁黏膜层经过管壁薄弱区向外膨出形成的带状空腔。邻近病变粘连牵拉致使管壁各层向外膨出的带状影像也称憩室，边缘光滑。与龛影不同，憩室影像内有正常的黏膜皱襞影进入。

（2）功能改变　①张力：是指胃肠道平滑肌收缩与舒张程度。张力高表现为管腔窄小，局部持续性收缩，称为痉挛；张力低下表现为管腔扩张，运动减弱。②蠕动：胃肠道肌肉节律性收缩，使内容物向前推进的动力，蠕动增强表现为蠕动波加深、频率增快，见于局部炎症或远端梗阻；蠕动减弱或消失，表现为蠕动波变浅、速度变慢或长时间无蠕动波出现，见于肿瘤浸润或梗阻晚期张力低下；反向蠕动，也称逆蠕动，蠕动方向呈上行性，造成内容物反流，见于胃肠道梗阻。③分泌：正常空腹时，胃肠道内应无液体积存。分泌功能亢进或远端有梗阻时，则出现液体增多。X线表现为造影剂散乱分布，呈团状或雪片状。如有梗阻则有液平面出现。

**（四）骨、关节系统**

骨与关节的疾病种类繁多而较复杂，X线能反映这些疾病的部位及某些病理变化，应用相当普遍。

**1.正常表现**　人体骨骼因形状不同而分为长骨、短骨、扁骨和不规则骨四类。

（1）骨　骨与软骨均属结缔组织。成人软骨只限于关节软骨。软骨除非其中有钙化，X线上是透明的。骨X线上呈高密度影。骨质按其结构分为密质骨和松质骨两种。长骨的骨皮质和扁骨的内外板为密质骨，X线片显影密度高且均匀。松质骨多数由骨小梁组成，松质骨X线显影密度低于密质骨，且可见多数骨小梁交叉排列。

（2）四肢关节　关节是由2个或2个以上的骨端组成，关节周围为关节囊所包围，其内层是滑膜，外层是致密结缔组织。X线上关节囊及关节软骨均不显影。构成关节的两骨端之间有一半透明间隙，称关节间隙，包括两骨端的关节软骨及其间真正的关节腔隙。年龄愈小，关节间隙愈宽。成年人的关节间隙宽度基本不变。

（3）脊柱　有脊柱和其间的椎间盘所组成，成人脊柱存在生理性弯曲。除第1、2颈椎和骶尾椎外，每个脊椎均分为椎体和椎弓两部分。椎体呈长方形影像，从上而下逐渐增大，主要为松质骨，四周为一薄层致密的骨皮质。椎弓由两侧椎弓根和椎板围成。椎板在正后方联合成棘突。椎弓根在正位投影呈椭圆形轮廓，两侧对称。椎弓每侧各有一横突和上、下关节突。椎体后缘和椎弓围成椎管，脊髓位于其中。X线影像为纵行的半透明区。椎体之间有椎间盘相隔，呈宽度均匀的透亮的间隙，称椎间隙。

**2.异常表现**

（1）骨的基本病变　①骨质疏松：指一定单位体积内正常的骨组织减少。X线表现为骨密度减低，骨小梁变细，数目减少，间隙增宽，骨皮质变薄。广泛的骨质疏松主要见于老年人、营养不良者、代谢或内分泌障碍患者。局限性骨质疏松主要见于炎症、结核、局部活动受限等。②骨质软化：指一定单位体积内骨组织有机成分正常，矿物质含量减少。X线主要表现为骨密度降低，与骨质疏松不同的是骨小梁和骨皮质边缘模糊。主要见于佝偻病和骨软化症。③骨质破坏：指局部骨组织被病理组织所替代。X线表现为骨质局限性密度降低，骨小梁稀疏或形成骨质缺损。常见于肿瘤、炎症、结核等。④骨质坏死：是指骨组织局部血液供应中断形成死骨。X线表现为大小不等、条状、块状或砂粒状高密度影。多见于慢性化脓性骨髓炎、骨缺血性坏死和外伤骨折后。⑤骨质增生硬化：是指一定单位体积内正常骨组织的量增多。X线表现为骨皮质增厚，骨轮廓粗大，髓腔变窄，骨小梁增粗、密集，整个骨质密度增高。见于慢性炎症、骨病的修复期，也可见于成骨性肿瘤。⑥骨膜增生：又称骨膜反应，系因骨膜受刺激后，内层成骨细胞活动亢进所产生的骨质增生。X线表现可呈层状、花边状、放射状密影。炎症、肿瘤、外伤、骨膜下出血均可刺激骨膜增生。⑦周围软组织改变：外伤、炎症等可引起骨骼周围软组织肿胀，层次模糊。恶性肿瘤可见局部软组织肿块影。长期慢性骨病可引起软组织萎缩。外伤后，软组织内可出现血肿钙化或骨化。肿瘤新生骨时也可见不规则骨影及钙化。

（2）关节的基本病变　①关节肿胀：常由关节内积液及其周围软组织水肿所致。X线表现为关节周围软组织影增厚，密度增高，层次模糊，关节间隙正常或增宽。多见于各种关节炎的早期。②关节破坏：指骨质破坏发生在关节内，包括关节软骨的破坏。X线表现为关节面局部骨质缺损，骨小梁消失。早期只有关节软骨破坏时，可见X线表现或关节间隙稍变窄。严重时可引起关节半脱位和变形。③关节退行性变：早期改变开始于软骨，为缓慢发生的软骨变性、坏死和溶解。继而造成骨性关节面骨质增生硬化，并于边缘形成骨赘。关节退行性变的早期X线表现主要为骨性关节面模糊、中断、消失。中、晚期表现为关节间隙狭窄、软骨下骨质囊变和骨性关节面边缘赘生物形成，不发生明显骨质破坏，一般无骨质疏松。这种变化多见于老年人，是组织衰退的表现。④关节强直：可分为骨性强直和纤维性强直，都是慢性关节疾病的后果。前者关节破坏严重，关节两骨端靠拢、融合，其间有骨小梁贯穿至关节间隙消失，多见于急性化脓性关节炎愈合后；后者可见狭窄的关节间隙，且无骨小梁贯穿，常见于关节结核。⑤关节脱位是指构成关节的骨端失去正常的对应关系。可由外伤、炎症、肿瘤等引起。关节病变引起的脱位称为病理性脱位。

### （五）泌尿系统

泌尿系统由肾、输尿管、膀胱和尿道组成，均呈软组织密度，X线检查多需造影才能使其显示。

**1.正常表现**

（1）肾　肾长12~13cm，宽5~6cm，其上缘约在第12胸椎上缘，下缘位于第3腰椎下缘水平。一般右肾略低于左肾。

（2）输尿管　输尿管全长约25cm，上接肾盂，下连膀胱。有3个生理性狭窄，即肾盂输尿管连接处、越过骨盆边缘处和进入膀胱处。

（3）膀胱　膀胱的正常容量为200~300ml，形态、大小取决于充盈的程度。充盈的膀胱呈卵圆形，横置于耻骨联合之上，下缘多与耻骨上缘相平。边缘光滑整齐，密度均匀。

**2.异常表现**

（1）泌尿系统结石　可发生于肾至尿道的任何部位，多见于肾和膀胱。90％的结石平片可发现。①肾结石：男性较女性好发，结石多数位于一侧或双侧的肾盂或肾盏内。X线平片显示一侧或双侧肾盂肾盏区有一个或数个大小不等的圆形、卵圆形、鹿角形或不定型密度增高的结石影。侧位摄片，肾结石常与椎体相重叠。②输尿管结石：输尿管结石常由肾结石移行而来，一般较小。平片可见圆形、卵圆形、桑葚形或枣核样结石影，常发生于输尿管生理性狭窄处。结石上方输尿管和肾盂常有不同程度的扩张和积水。③膀胱结石：结石多为阳性，位于骨盆中下部、耻骨联合上方，呈卵圆形或椭圆形致密影，大小不等、边缘光整或毛糙，密度均匀或不均或分层。

（2）泌尿系统结核　大多继发于肺结核，主要侵犯肾，然后蔓延至输尿管及膀胱，多为单侧性。①肾结核：诊断肾结核有赖于尿路造影检查。肾结核初期表现为肾小盏顶端圆钝且边缘不齐如虫蚀状。当乳头椎体部或皮质部形成溃疡空洞并于肾盏相连通时，造影表现为一团与肾盏相连或位于肾盏外侧皮质内、边缘不整齐、密度不均匀的阴影，相应肾盏边缘不整齐或变形狭窄。当病变发展为肾盏、肾盂广泛破坏或形成肾盂积脓时，排泄性尿路造影常不显影或显影延迟且淡。逆行肾盂造影显示肾盏、肾盂呈一个不规则的腔，波及整个肾脏。②输尿管结核：输尿管结核表现为病侧输尿管边缘不整齐、宽窄不等，有时呈假串珠状表现或缩短而僵直。晚期可出现管壁条状钙化。③膀胱结核：轻微膀胱结核X线变化不明显。病变发展广泛时膀胱挛缩，体积可变小，边缘不整齐及毛糙。

# 【注意事项】

1.透视检查前应简单向患者说明检查的目的和需要配合的姿势，以消除患者进入暗室的恐惧心理。应尽量除去透视部位的厚层衣物及影响X线穿透的物品，如发夹、金属饰物等，以免影像受干扰。

2.摄影检查前应向患者解释摄影的目的、方法，充分暴露投照部位、摄片时需屏气，以使患者在摄片时合作。除急腹症外，腹部摄片应先清理肠道，以免气体或粪便影响摄片质量。创伤患者摄片时，应尽量减少搬动，危重患者摄片必须有临床医护人员监护。

3.普通体检进行的X射线照射，成年人每年不超过一次。中老年人的防癌评估，每年最好也应控制在一次以内。

4.青少年照X射线可能影响生长发育，如果直接照射下腹部和性腺容易造成成年后不孕不育，小儿骨髓受照射后患白血病的危险性要比成人大，因此青少年体检时不需把X线评估列为常规评估。

5.女性孕期X线照射可能引起胎儿畸形、新生儿智力低下、造血系统和神经系统缺陷，因此孕期尽量不要做X射线评估，因评估疾病原因而必需要做的，整个孕期最好不要超过两次。

6.如治疗诊断要求必须做X线评估，应穿戴铅保护用品。应对非受照部位，特别是性腺、甲状腺等对X射线反应敏感的部位进行防护，穿戴防护设备，在接受评估时可主动向医生提出。

7.X射线机处于工作状态时，放射室门上的警告指示灯会亮，此时候诊者，一律在防护门外等候，不要在评估室内等候拍片。患者没有特别需要陪护的情况下，家属不要进入评估室内陪同，以减少不必要的辐射。

# 【考核标准】

## X线评估考核标准

| 项目 | 总分 | 具体要求 | 评分标准 | | | |
|---|---|---|---|---|---|---|
| 评估 | 5 | 1. 患者的病情、意识状态、合作程度、语言沟通能力等 | 2 | 1 | 0 | 0 |
| | | 2. 环境评估：温暖舒适、光线充足，屏风遮挡 | 3 | 2 | 1 | 0 |
| 计划 | 15 | 用物准备：齐全 | 3 | 2 | 1 | 0 |
| | | 护士准备：1. X线评估内容及评估时注意事项（提问）参阅患者相关的资料及对患者所患疾病有无了解（提问） | 3 | 2 | 1 | 0 |
| | | 　　　　　　2. 衣着整洁、态度和蔼、尊重理解同情患者及家属 | 2 | 1 | 0 | 0 |
| | | 评估时间：患者安排妥当，且患者比较方便时 | 2 | 1 | 0 | 0 |
| | | 环境安排：X线检查室要安静 | 3 | 2 | 1 | 0 |
| | | 患者准备：护士提前告知患者评估的事情，患者做好评估前的准备工作 | 2 | 1 | 0 | 0 |
| X线评估 | 72 | **X线的检查方法** | | | | |
| | | 　1. 普通检查　包括透视和摄片 | 3 | 2 | 1 | 0 |
| | | 　2. 特殊检查　包括软线摄影、体层摄影和荧光摄影等 | 3 | 2 | 1 | 0 |
| | | 　3. 造影检查　①造影剂；②造影方法；③造影检查前评估及造影反应的处理 | 3 | 2 | 1 | 0 |
| | | **X线检查在呼吸系统的临床应用** | | | | |
| | | 　1. 检查方法　透视、摄片、体层摄影、支气管造影 | 3 | 2 | 1 | 0 |
| | | 　2. 正常X线表现　①胸廓；②肺；③气管及支气管；④胸膜；⑤纵隔；⑥膈 | 9 | 7 | 5 | 3 |
| | | 　3. 基本病变的X线表现 | | | | |
| | | 　（1）支气管阻塞性改变　①肺不张；②肺气肿 | 3 | 2 | 1 | 0 |
| | | 　（2）肺部病变　①渗出与实变；②增殖；③纤维化；④钙化；⑤肿块；⑥空洞与空腔 | 3 | 2 | 1 | 0 |
| | | 　（3）胸膜病变　①胸腔积液；②气胸；③液气面；④胸膜肥厚、粘连、钙化 | 3 | 2 | 1 | 0 |
| | | **X线检查在循环系统的临床应用** | | | | |
| | | 　1. 评估方法　①普通检查评估；②造影检查评估 | 6 | 4 | 2 | 1 |
| | | 　2. 正常的X线表现 | 3 | 2 | 1 | 0 |
| | | 　3. 基本病变的X线表现 | | | | |
| | | 　（1）心脏增大　包括心肌肥厚和心腔扩大 | 3 | 2 | 1 | 0 |
| | | 　（2）肺循环异常　①肺充血；②肺淤血；③肺血流量减少 | 3 | 2 | 1 | 0 |
| | | **X线检查在消化系统的临床应用** | | | | |
| | | 　1. 正常表现　①食管；②胃；③十二指肠；④空肠和回肠；⑤结肠 | 3 | 2 | 1 | 0 |
| | | 　2. 异常表现 | | | | |
| | | 　（1）形态改变　①位置改变；②黏膜皱襞的改变；③狭窄与扩张；④充盈缺损；⑤龛影；⑥憩室 | 3 | 2 | 1 | 0 |
| | | 　（2）功能改变　①张力；②蠕动；③分泌 | 3 | 2 | 1 | 0 |

续表

| 项目 | 总分 | 具体要求 | 评分标准 | | | |
|---|---|---|---|---|---|---|
| X线评估 | 72 | **X线检查在骨、关节系统的临床应用**<br>1. 正常表现<br>（1）骨 软骨除非其中有钙化，X线上是透明的<br>（2）四肢关节<br>（3）脊柱 | 3 | 2 | 1 | 0 |
| | | 2. 异常表现<br>（1）骨的基本病变 ①骨质疏松；②骨质软化；③骨质破坏；④骨质坏死；⑤骨质增生硬化；⑥骨膜增生；⑦周围软组织改变 | 3 | 2 | 1 | 0 |
| | | （2）关节的基本病变 ①关节肿胀；②关节破坏；③关节退行性变；④关节强直；⑤关节脱位 | 3 | 2 | 1 | 0 |
| | | **X线检查在泌尿系统山肾、输尿管、膀胱和尿道的临床应用**<br>1. 正常表现 ①肾；②输尿管；③膀胱 | 3 | 2 | 1 | 0 |
| | | 2. 异常表现<br>（1）泌尿系统结石 ①肾结石；②输尿管结石；③膀胱结石 | 3 | 2 | 1 | 0 |
| | | （2）泌尿系统结核 ①肾结核；②输尿管结核；③膀胱结核 | 3 | 2 | 1 | 0 |
| 操作后 | 4 | 清理用物，安置患者舒适体位 | 4 | 3 | 2 | 1 |
| 评价 | 4 | 进入角色，态度和蔼，仪表端庄、服饰整洁干净 | 4 | 3 | 2 | 1 |

## 【作业】

X线检查的报告单写在实训报告上。

# 实训十七 超声评估

## 【目的】

1. 了解超声诊断的临床意义及应用范围。
2. 了解腹、盆腔脏器、心脏常见病声像图。

## 【评估】

1. 患者的配合情况。
2. 环境评估：温暖舒适、光线充足。
3. 评估时间的选择。

## 【计划】

1. **环境准备** 选择在超声检查室，安静舒适、光线充足的环境。
2. **护士准备** 衣着整洁、态度和蔼，熟悉超声评估的内容及注意事项。
3. **用物准备** 超声机、耦合剂、抽纸。
4. **患者准备** 舒适体位。

## 【实施】

**超声评估流程**

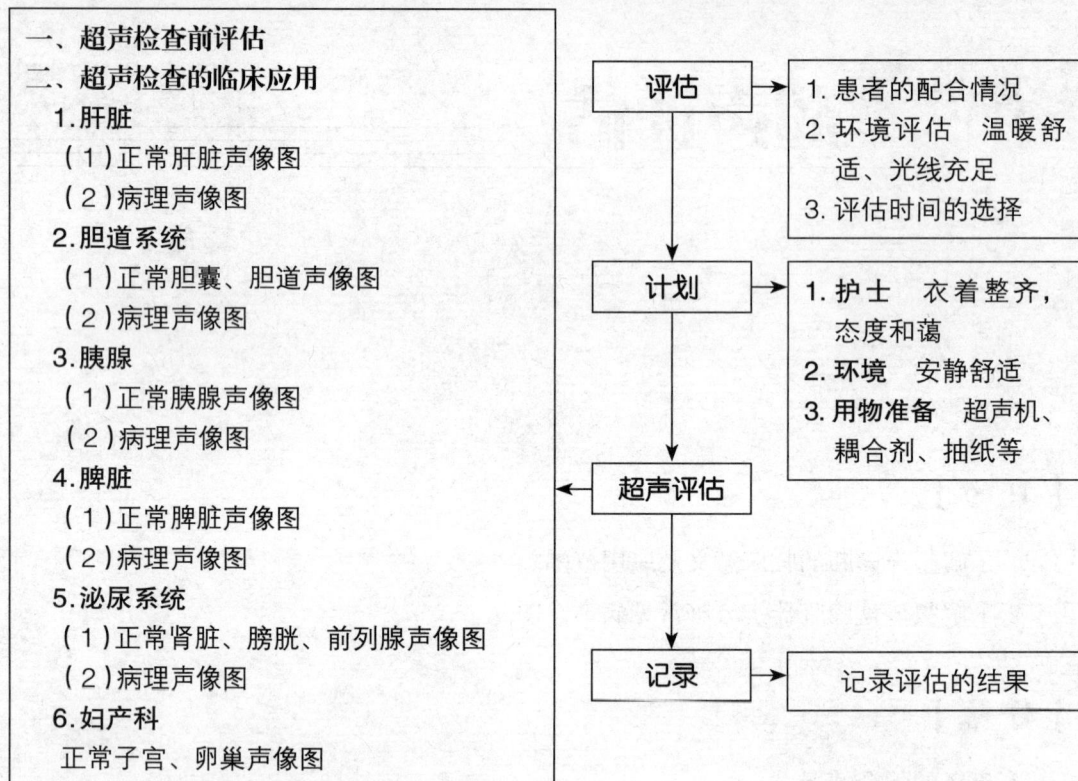

一、超声检查前评估
二、超声检查的临床应用
  1.肝脏
  （1）正常肝脏声像图
  （2）病理声像图
  2.胆道系统
  （1）正常胆囊、胆道声像图
  （2）病理声像图
  3.胰腺
  （1）正常胰腺声像图
  （2）病理声像图
  4.脾脏
  （1）正常脾脏声像图
  （2）病理声像图
  5.泌尿系统
  （1）正常肾脏、膀胱、前列腺声像图
  （2）病理声像图
  6.妇产科
  正常子宫、卵巢声像图

| 评估 | → | 1. 患者的配合情况<br>2. 环境评估　温暖舒适、光线充足<br>3. 评估时间的选择 |

| 计划 | → | 1. **护士**　衣着整齐，态度和蔼<br>2. **环境**　安静舒适<br>3. **用物准备**　超声机、耦合剂、抽纸等 |

超声评估

| 记录 | → | 记录评估的结果 |

## 一、超声检查前评估

**1.腹部检查**　包括肝脏、胆囊、胆道、脾脏、胰腺、肾脏及胃等，检查前评估及注意事项如下。

（1）避免肠腔积气　检查前2天不食豆制品、牛奶、糖类等易于产气食品，必要时采取肠道排气措施。

（2）禁食　要求受检者在检查的前一天晚餐进清淡饮食，晚餐后即禁食，次日晨排便后进行检查。必要时检查前需饮水400~500ml，使胃充盈作为声窗，以使胃后方的胰腺及腹部血管等结构充分显示。

**2.盆腔检查**　包括子宫、卵巢、膀胱、前列腺等检查，在检查前2小时需饮水400~500ml，保持膀胱充盈，将肠管抬高，便于显示盆腔内部结构。

**3.心脏及大血管检查**　受检者在检查前需适当休息10~15分钟；婴幼儿对检查不合作者，可用水合氯醛灌肠，待安静入睡后再行检查。

**4.超声引导下穿刺**　包括①疑有出血者，术前检测血小板计数、凝血酶原时间及活动度；②禁食8~12h；③向被评估者说明与检查有关的并发症，征得被评估者或其亲属知情，签字后方可进行检查。

## 二、超声检查的临床应用

### （一）肝脏

**1.正常肝脏声像图**　正常肝脏的外形在肝脏横切面上近似楔形，右侧厚而大，为楔底，左侧小而薄，为楔尖。在纵切面声像图上，肝的形态略呈三角形，右半肝的截面积较左半肝为大，底位于图像左侧，为肝左叶或右叶下缘。正常肝脏轮廓光滑、整齐，轮廓线是由含纤维结缔组织的肝包膜形成，呈一条线状纤细、光滑、强回声围绕整个肝脏。在肝膈面肝轮廓线与腹膜线状回声之间有微小的间隙。二者易分辨，而肝顶部的肝轮廓线与顶部膈肌粗带状强回声间的间隙常不明显，二者不易分辨。正常肝实质呈灰阶中等细小光点回声，分布均匀。肝内管道结构呈树状分布，肝内门静脉管壁回声较强，壁较厚，可显示至三级分支。肝静脉管壁回声弱，壁薄，可显示一至二级分支，肝内胆管与门静脉平行伴行，管径较细，均为伴行门静脉内径的1/3，位于肝门处的肝动脉常显示，穿行于门静脉和胆管之间。正常肝脏在靠近第二肝门附近的肝实质随心动周期变化而有伸缩，提示肝质地柔软。彩色多普勒检查，肝内门静脉血流为朝肝流向，而肝静脉为离肝蓝色血流，肝动脉为花色高速血流。脉冲多普勒检查，肝内门静脉呈持续性平稳频谱，随呼吸略有波动，肝静脉呈三相波型频谱。动脉呈高阻动脉频谱。

**2.肝脏病理声像图**

（1）急性肝炎声像图　肝脏肿大，各径线测值增大，形态饱满，边缘钝。肝炎早期由于肝细胞变性、坏死、胞质水分过多，加之汇管区炎性细胞浸润、水肿，肝实质回声明显低于正常，常有黑色肝脏之称。肝内血管可呈正常表现。

（2）慢性肝炎声像图　慢性肝炎声像图随病变程度不同而有变化。轻度慢性肝炎，肝脏声像图可能无异常发现或仅有肝实质回声稍增强、增粗表现，肝质地中等或尚软。中度慢性肝炎，肝实质回声增强、增粗，分布欠均匀，肝内血管可呈正常表现，亦有肝静脉内径变细改变，肝质地中等。重度慢性肝炎，肝实质回声，明显增强、增粗，分布不均匀，肝静脉内径变细，僵直感，肝质地中等或中等偏硬。

（3）慢性血吸虫性肝病声像图　肝脏左叶增大，右叶缩小，肝实质回声分布不均匀，呈斑块状、网络状或地图样回声分布。肝内门静脉管壁明显增厚，内径变细，门静脉走向扭曲，肝质地中等。

（4）淤血性肝病声像图　肝脏体积增大，为左、右肝叶普遍性肿大，形态饱满，边缘钝。肝静脉内径明显增宽，并可见到肝静脉搏动，下腔静脉内径明显扩张。在吸气时，其内径较少改变，肝实质回声可无改变或回声略增粗，分布均匀。

（5）脂肪肝声像图　肝脏大小正常或轻度增大，肝实质回声细小、致密，回声强度由浅至深部逐渐减弱，肝内血管因衰减而显示不清晰。另有肝局限性脂肪浸润不均（或称非均匀性脂肪肝），在肝内出现片状低回声，无包膜。

（6）肝硬化声像图　肝脏声像图：肝左叶、右叶缩小，尾状叶呈代偿性增大，肝包膜不平整，呈锯齿状或凹凸状。肝实质回声增强、粗大、分布不均匀。有时肝内出现低回声结节，大小约5~10mm，边界整齐，为肝硬化增生结节。肝静脉内径明显变细，走向迂曲。肝内门静脉尤其是门静脉右枝内径变细，肝外门静脉内径增宽，肝动脉内径增宽，肝内肝动脉较正常易于显示。肝质地硬，彩色多普勒检查，肝静脉呈迂曲，粗细不一的彩色血流，门静脉呈淡色低速血流或双向血流。当门静脉内有血栓形成，在血栓处出现彩色血流充盈缺损区，肝动脉呈搏动性条状花色血流。

门脉高压声像图：①侧支循环开放：脐静脉重新开放使圆韧带内已闭塞的脐静脉分离而出现管状无回声区，自门静脉左支囊部延向腹壁。彩色多普勒检查门静脉左支彩色条状管道沿圆韧带方向一直通向肝表面，并穿过肝包膜及肌层至腹壁。②脾脏肿大：脾脏径线测值增大，脾静脉内径增宽。③腹水：肝前、肝肾间隙、腹侧、盆腔出现无回声区，形态不定，且随体位改变而有相应变化。

## （二）胆道系统

### 1.正常胆囊及胆道声像图

（1）正常胆囊　纵切面呈梨形，长茄形，横切面呈圆形，其轮廓清晰，囊壁为纤细光滑的高回声带，囊腔为无回声区，后壁和后方回声增强。正常胆囊长径为7~9cm，前后径3~4cm，囊壁厚2~3cm。但胆囊大小存在很大的个体差异，同时与进食情况密切相关，故检查时被检查者须禁食8小时以上。

（2）胆道　目前超声诊断仪能常规显示左右肝管、肝总管及胆总管。正常胆管纵切面图像为相应门静脉前壁的管道，壁为纤细光滑的高回声带，管道内为无回声区。左、右肝管内径一般不超过2mm，肝总管内径3~4mm，胆总管内径6~8mm。

### 2.胆囊疾病超声诊断

（1）典型胆囊结石声像图　无回声胆囊内出现强光团，强光团后方伴声影，且随体位改变沿重力方向移动。

（2）非典型胆囊结石声像图　①胆囊颈部结石：结石位于胆囊颈部，横切时胆囊颈部与结石构成"靶环征"图像，通常胆囊体积增大，形态饱满。②胆囊充满型结石：胆囊出现弧形增强光带，后方呈一片声影，称胆囊壁结石声影（WES）三联征。胆囊内无胆汁暗区回声，胆总管常呈代偿性扩张。③胆囊泥沙样结石：胆囊内出现等回声团，仰卧时常呈片状且沉积在胆囊后壁，后方无声影。异常回声随体位改变其沉积形态及位置均发生改变。

### （三）胰腺

#### 1.正常胰腺声像图

（1）胰腺形态　胰腺横切面时，呈蝌蚪形、哑铃形或腊肠形，边界整齐、光滑，纵切时，胰头呈椭圆形，胰体呈近似三角形，胰尾呈梭形或菱形。

（2）胰腺内部结构　胰腺内部呈均匀性细小光点回声，常稍强于肝脏回声，主胰管可显示，呈内径均匀、无饱满感的管道结构。

（3）胰腺大小胰腺大小多采用切线测量法，一般胰头厚度小于2.5cm，胰体、胰尾小于2.0cm，主胰管内径1~2mm。

#### 2.胰腺疾病超声诊断

（1）急性胰腺炎声像图特征　胰腺弥漫性均匀性增大或局限性增大，形态饱满，边界常不清楚。胰腺内部回声明显减低似无回声暗区，主胰管显示不清或轻度扩张，如为坏死性胰腺炎常伴有胰腺周围积液。

（2）慢性胰腺炎声像图特征　胰腺大小正常、轻度增大或缩小，胰腺边界不整齐，内部回声多增强，分布不均匀，常有不规则低回声或高回声团块。主胰管呈囊状或串珠状扩张。胰管内有时有增强回声，后方伴声影，为胰管结石。如胰腺局部及周围出现无回声暗区表明有假性囊肿形成。

（3）胰腺癌声像图特征　①在胰腺癌所在部位的胰腺内出现低回声肿块，边界不整齐，轮廓不清晰，肿瘤常向周围组织呈蟹足样浸润。肿瘤较大时，癌瘤中心产生液化、坏死而呈混合性肿块。②胰腺癌压迫周围脏器及血管，亦可压迫胆管、胰管引起梗阻。如胰头癌可使十二指肠曲扩大，肝左叶受压移位，向后挤压下腔静脉而使其变窄，远端则出现扩张。压迫胆总管时，可使胆总管远端肝总管、左右肝管、肝内胆管、胆囊及主胰管扩张。胰颈癌使门静脉、肠系膜上静脉受压移位。胰体尾部癌使肝静脉及肠系膜上动脉移位，可压迫胃、脾、左肾造影移位。③晚期胰腺癌，肝内出现转移性肿瘤，胰腺周围、腹主动脉旁出现转移性淋巴结肿大及腹水。

### （四）脾脏

#### 1.正常脾脏声像图

（1）脾脏形态　脾脏在肋间斜切面时呈半月形，外侧缘呈弧形，内侧缘内陷，为脾门。脾包膜呈光滑的细带状回声。

（2）脾脏内部结构　脾实质呈低回声，一般稍低于正常，分布均匀。

（3）脾脏大小　脾脏肋间斜切面，脾脏长度，即脾下极最低点到上极最高点间的距离，正常值小于12cm。脾脏厚度：测量脾门至外侧缘弧形切线的连线，正常值小于4cm，脾门处脾静脉内径小于0.8cm。

**2.脾脏疾病超声诊断**

（1）脾脏肿大声像图　在脾脏肋间斜切面时，当脾脏厚度超过4cm或脾脏长度超过12cm时，即可诊断脾脏肿大。

（2）脾脏囊肿声像图特征　脾脏内出现圆形无回声区，壁薄光滑，边界清晰，后方回声增强。

（3）脾血管瘤声像图特征与肝血管瘤相似，为脾脏内出现境界清晰，边缘不规则的回声增强区，少数呈低回声，但边缘回声增强明亮。

**（五）肾脏**

**1.正常肾脏声像图**

（1）正常肾二维声像图有周边的肾轮廓线和肾中央的肾窦回声，二者均为高回声。二者之间的肾实质呈低回声，肾锥体回声较肾皮质回声更低。肾窦内可以见到条状低回声为肾静脉回声。膀胱充盈时或大量饮水后，肾盂回声常有轻度分离，但排尿后肾盂分离可减少，正常肾在呼吸时能随呼吸活动。

（2）正常肾彩色血流图可见彩色肾血管树，自主肾动脉、段动脉、叶间动脉、弓状动脉直至小叶间动脉及各段伴行静脉均能显示。彩色血流分布直到肾皮质，呈充满型。然而彩色血流图显示与仪器的彩色灵敏度，患者条件（年龄、胖瘦及个体其他条件）有关。

（3）正常肾超声测值一般为长度10~12cm，肾实质厚度1.4~1.8cm，肾皮质厚度为0.8~1.0cm。肾的径线测值因断面角度位置不易固定，重复性差，只能大体上反映肾的大小。

**2.肾脏疾病声像图**

（1）肾积水声像图　轻度肾积水，在声像图上出现肾窦分离，肾盂肾盏均有轻度积水，但肾实质厚度和彩色血流不受影响。中度肾积水，肾窦回声中出现无回声区，因各人肾盂肾盏原来形态不同，显示各种形态的肾积水声像图，肾盏积水明显可见。重度肾积水，肾盂肾盏明显扩大，显示各形无回声区，肾实质明显变薄，肾实质内彩色血流明显减少或消失。对肾积水可用超声向下追踪探测，常能找到梗阻部位和梗阻原因，详见输尿管疾病的诊断。

（2）肾囊肿声像图　肾囊肿种类颇多，在声像图中形态各异，容易鉴别。①单纯性肾囊肿呈圆形的无回声区，囊壁薄而光滑，后方回声增强为其特征，囊肿常向肾表面凸出，其大小不一，巨大者可超过10cm直径，超声能显示的最小囊肿为3mm。②多房性肾囊肿在无回声的囊内有菲薄的隔，呈条带状高回声，各房中囊液相通。③肾盂旁囊肿位于肾窦回声内，容易压迫肾盂或肾盏，造成肾积水。

### （六）成年女性生殖器官的声像图

**1.子宫体大小** 一般为5~7cm×4~6cm×3~5cm，内膜厚度及形态发生周期性变化，卵巢功能成熟并进行周期性排卵，排卵前优势卵泡体积>17mm。

**2.更年期** 约45岁至52岁，长短不一，子宫、卵巢功能开始退化，失去周期性变化，卵巢内见不到成熟卵泡。

**3.老年期** 绝经后子宫萎缩并转为幼稚形态，长径<4cm，宫体宫颈之比为1：1，内膜厚度<5mm，肌瘤随子宫逐渐萎缩，边界模糊，子宫肌壁及宫腔内常可见钙化，卵巢缩小难以显示，子宫及卵巢大小与绝经时间长短成反比。

## 【注意事项】

1.胆囊和胰腺：作胆囊超声评估时，前一天要少吃油腻食物，评估前8小时（即评估前一天晚餐后）不应再进食。如胆囊不显示需要复查，须禁食脂肪食物24~48小时。若患者同期还要接受胃肠或胆囊的X线造影，超声评估应安排在它们之前，或在胃肠钡餐三日之后、胆道造影两日之后进行。胰腺评估的准备同胆囊。

2.脾脏：单纯评估脾无需特殊准备，但饱餐后脾向后上方移位，影响显像，故以空腹为好。

3.胃肠：做胃肠等上消化道评估，前一晚要进易消化食物，评估当日晨禁食禁水。对便秘或肠胀气者，前一天晚服缓泻剂，第二天必须排便后进行检查。如患者需同期作胃肠X线或纤维内窥镜评估，超声评估也需安排在它们之前，或在其后2~3日，以免钡剂和气体对其干扰。作直肠评估时，患者尚须保持膀胱充盈，故评估前2~3小时不应解小便。作结肠评估前则应注意排空大便。

4.腹膜后器官：准备同胆囊。如需区别病变是否在盆腔，评估前要保持膀胱充盈。评估前两天不要作钡剂造影。

5.做泌尿系统B超检查，特别是输尿管和膀胱B超检查时，应在检查前1~2小时，饮温水400~600ml，待膀胱充盈后再检查。如果患者须一次接收消化、泌尿检查，最好检查当日不排晨尿，这样不必喝水即可达到膀胱充盈的目的。

# 【考核标准】

## 超声评估考核标准

| 项目 | 总分 | 具体要求 | 评分标准 | | | |
|---|---|---|---|---|---|---|
| 评估 | 5 | 1. 患者的病情、意识状态、合作程度、语言沟通能力等 | 2 | 1 | 0 | 0 |
| | | 2. 环境评估：温暖舒适、光线充足，屏风遮挡 | 3 | 2 | 1 | 0 |
| 计划 | 15 | 用物准备：齐全 | 3 | 2 | 1 | 0 |
| | | 护士准备：<br>1. 超声评估内容及评估时注意事项（提问）参阅患者相关的资料及对患者所患疾病有无了解（提问） | 3 | 2 | 1 | 0 |
| | | 2. 衣着整洁、举止端庄、态度和蔼、尊重理解同情患者及家属 | 2 | 1 | 0 | 0 |
| | | 评估时间：患者安排妥当，且患者比较方便时 | 2 | 1 | 0 | 0 |
| | | 环境安排：环境安静、适合患者病情需要，评估不受干扰、利于保护患者隐私 | 3 | 2 | 1 | 0 |
| | | 患者准备：护士提前告知患者评估的事情，患者做好评估前的准备工作 | 2 | 1 | 0 | 0 |
| 超声评估 | 72 | 超声检查前评估 | 6 | 4 | 2 | 1 |
| | | 超声检查在肝脏的临床应用 | | | | |
| | | 1. 正常肝脏声像图 | 6 | 4 | 2 | 1 |
| | | 2. 病理声像图 | 6 | 4 | 2 | 1 |
| | | 超声检查在胆道系统的临床应用 | | | | |
| | | 1. 正常胆囊、胆道声像图 | 6 | 4 | 2 | 1 |
| | | 2. 病理声像图 | 6 | 4 | 2 | 1 |
| | | 超声检查在胰腺的临床应用 | | | | |
| | | 1. 正常胰腺声像图 | 6 | 4 | 2 | 1 |
| | | 2. 病理声像图 | 6 | 4 | 2 | 1 |
| | | 超声检查在脾脏的临床应用 | | | | |
| | | 1. 正常脾脏声像图 | 6 | 4 | 2 | 1 |
| | | 2. 病理声像图 | 6 | 4 | 2 | 1 |
| | | 超声检查在泌尿系统的临床应用 | | | | |
| | | 1. 正常肾脏、膀胱、前列腺声像图 | 6 | 4 | 2 | 1 |
| | | 2. 病理声像图 | 6 | 4 | 2 | 1 |
| | | 超声检查在妇产科的临床应用<br>正常子宫、卵巢声像图 | 6 | 4 | 2 | 1 |
| 操作后评价 | 4 | 清理用物，安置患者舒适体位 | 4 | 3 | 2 | 1 |
| | 4 | 进入角色，态度和蔼，仪表端庄、服饰整洁干净 | 4 | 3 | 2 | 1 |

# 【作业】

超声检查的报告单写在实训报告上。

# 实训十八 护理病历书写

## 【目的】

1. 了解护理病历的基本要求。

2. 掌握护理病历的格式与内容。

3. 学会护理病历书写。

## 【评估】

1. 患者的病情、意识状态、合作程度、语言沟通能力等基本情况评估。

2. 环境评估。

3. 护理病历书写时间的选择。

## 【计划】

1. **环境准备** 患者入院安排好后，选择安静舒适的环境。

2. **护士准备** 衣着整洁、态度和蔼、能尊重患者，理解同情有疾苦的评估对象。熟悉护理病历书写的方法、内容及注意事项。

3. **用物准备** 备纸、笔、"典型病历资料""入院护理评估单"。

4. **患者准备** 舒适体位。

## 【实施】

| 护理病历书写流程 |
| --- |

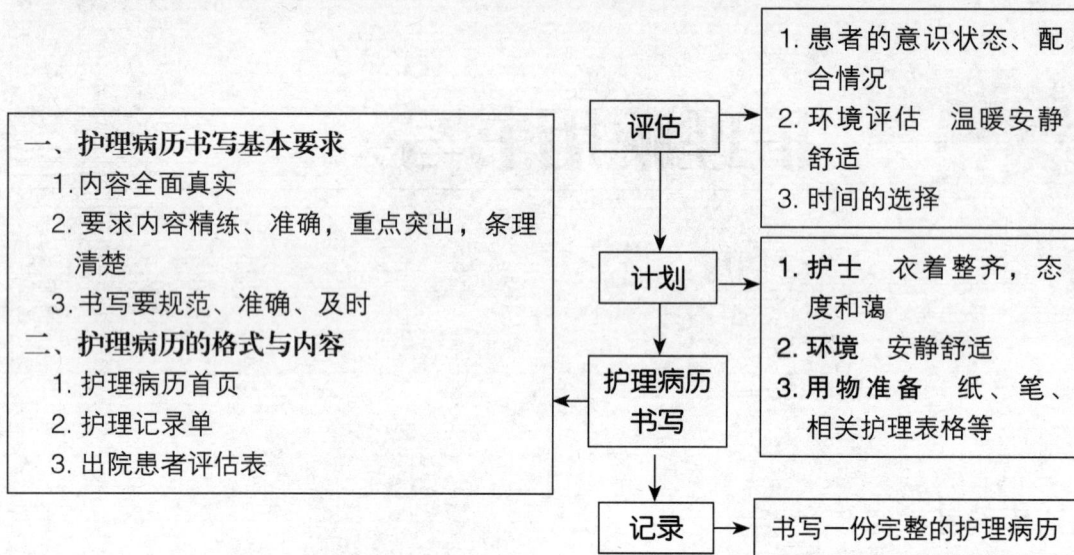

一、护理病历书写基本要求
 1.内容全面真实
 2.要求内容精练、准确，重点突出，条理清楚
 3.书写要规范、准确、及时
二、护理病历的格式与内容
 1.护理病历首页
 2.护理记录单
 3.出院患者评估表

**评估** →
 1. 患者的意识状态、配合情况
 2. 环境评估　温暖安静舒适
 3. 时间的选择

**计划** →
 1. 护士　衣着整齐，态度和蔼
 2. 环境　安静舒适
 3. 用物准备　纸、笔、相关护理表格等

**护理病历书写**

**记录** → 书写一份完整的护理病历

### 一、护理病历书写基本要求

**1.内容全面真实**　护理病历必须真实客观地反映患者的健康状况、病情转归、所采取的治疗、护理措施等。要求护理人员认真仔细、全面系统地收集患者的有关资料，决不能以主观臆断代替真实而客观地评估。

**2.描述要精练，用词要准确**　护理病历的书写应使用规范的医学词汇、术语、适当的外文缩写，无正式中文译名的症状、疾病名称等也可以使用外文。要求内容精练、准确，重点突出，条理清楚。

**3.书写要规范、准确、及时**　护理病历书写应当使用蓝黑墨水、碳素墨水，按照规范格式和要求及时书写。书写过程中出现错误字迹时，应当用双线划在错误字上，不得采用刮、粘、涂等方法掩盖或去除原来的字迹。上级护理人员有审查修改下级护理人员书写的病历的责任，修改时应当注明修改日期，修改人员签名，并保持原纪录清楚、可辨。因抢救急危重患者，未能及时书写病历的，有关医务人员应当在抢救结束后6小时内据实补记，并加以注明。

### 二、示教护理病历的格式和内容

**1.护理病历首页**　护理病历首页又称护理入院评估表，是患者入院后首次进行的系统的健康评估记录，其内容包括健康史、身体评估及有关的辅助检查结果、医疗诊断等。一般要求患者入院后24小时内完成。

书写方式有填写式、表格式及混合式三种，临床多采用以表格为主、填写为辅的混合式评估记录表。这是一种事先印制好的评估表格，可以指导护理人员全面系统的收集和记录患者的入院资料，避免遗漏。因其记录的方式以在预留的方框内打"√"为主，必要时可加些简单的文字描述，可有效地减少书写时间的问题。但也易助长护士的依赖性，使部分护士缺乏全面观察、分析判断问题的能力，不能结合患者的具体情况进行分析。

2.**护理记录单**　护理记录是患者在整个住院期间健康状况变化和护理过程的全面记录，内容包括：①患者的自觉状态、情绪、心理状态；②病情变化，症状体征的改变；③对护理诊断的修正或补充；④治疗与护理反应；⑤记录时间与护士签名。

护理记录单格式分为两种，即一般患者护理记录单和危重患者护理记录单，一般各医院根据专科特点、病情和护理工作的实际需要合理选择护理记录单格式，适当增加或减少观察项目。

（1）一般患者护理记录单　一般患者护理记录是指护士根据医嘱和病情对一般患者住院期间护理过程的客观记录，内容包括病人姓名、科别、床号、性别、年龄、住院号、记录日期和时间、病情观察情况、护理措施和效果、护士签名、页码等。

（2）危重患者护理记录　危重患者护理记录是指护士根据医嘱和病情，对危重患者住院期间护理过程的客观记录。危重患者护理记录单应当体现专科护理特点。内容包括：楣栏各项目（姓名、性别、年龄、科别、住院病历号、床位号）、页码、记录日期、时间、体温、脉搏、呼吸、血压、神志、瞳孔、出入液量、特殊用药等病情观察及护理措施，效果评价、护士签名等。病情发生变化时随时记录，记录时间应当具体到分钟。

3.**出院患者评估表**　出院患者评估表是患者在住院期间的诊断、治疗、护理、转归及出院健康指导的简答说明。内容包括：①目前患者的病情、康复程度、仍然存在的问题；②出院带药服用的要求和注意事项；③出院后饮食、活动、工作、生活等的注意事项，重点在于纠正其不良生活习惯；④患者需要复诊的时间，以及病情变化的咨询等。

## 【注意事项】

1.保护患者的隐私。

2.具有理解同情患者的观念。

## 【作业】

根据典型患者，编写一份护理病历。

# 参考文献

[1]赫光中，李晓莉.健康评估：2版［M］.西安：第四军医大学出版社，2012.

[2]刘成玉.健康评估：3版［M］.北京：人民卫生出版社，2014.

[3]赫光中.临床护理技能实训教程［M］.西安：第四军医大学出版社，2013.

[4]刘柏炎，乔俊乾.健康评估［M］.北京：人民卫生出版社，2016.

[5]尹志勤，王瑞莉.健康评估［M］.北京：人民卫生出版社，2012.

[6]刘向丽，王新颖.健康评估学习指导［M］.北京：中国医药科技出版社，2012.